Se Acabo La Fiesta

David J Cooper

Published by David J Cooper, 2020.

While every precaution has been taken in the preparation of this book, the publisher assumes no responsibility for errors or omissions, or for damages resulting from the use of the information contained herein.

SE ACABO LA FIESTA

First edition. March 31, 2020.

Copyright © 2020 David J Cooper.

ISBN: 978-1393869306

Written by David J Cooper.

Tabla de Contenido

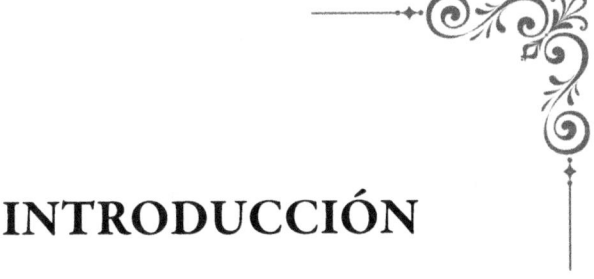

INTRODUCCIÓN

SIDA es una palabra que llena las mentes de las personas con horror. Se considera automáticamente como una sentencia de muerte, pero con la medicina moderna este virus puede controlarse y las víctimas del SIDA pueden vivir más, siempre que tomen sus medicamentos y se sometan a controles regulares.

Sin embargo, todavía hay personas que creen que una vez que alguien se infecta con el virus no hay esperanza. Es el final.

No soy médico ni especialista en este tema, pero era enfermera y he trabajado con pacientes con SIDA. También tengo amigos que son VIH + y la siguiente historia se enfoca en dos de esos amigos y cómo esta enfermedad afectó y cambió sus vidas y las vidas de sus familias y amigos cercanos.

Se Acabó la Fiesta es una historia real sobre dos personas de orígenes muy diferentes pero que tienen una cosa en común: el SIDA.

Para uno de ellos la vida continúa como de costumbre, pero para el otro hubo consecuencias trágicas que podrían haberse evitado.

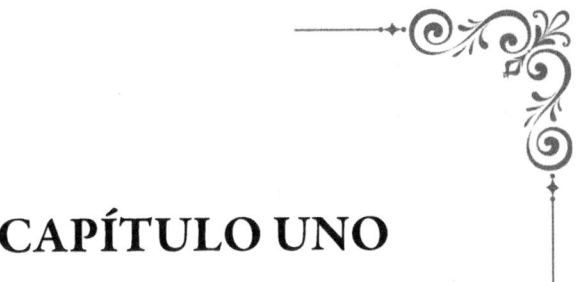

CAPÍTULO UNO

"Que cachondo"

Esas fueron las primeras palabras que escuché del separador masculino mientras bailaba cerca de mí usando calzoncillos rojos, y este fue el comienzo de una amistad de cinco años que llenó mi vida de alegría y tristeza y terminó trágicamente.

Era muy guapo, joven, con un físico muy bueno, un chico mexicano guapo, y era el único stripper en el club, al que solía ir, ¡que podía bailar! Los otros strippers solo harían movimientos aeróbicos. Su rutina de quince minutos consistió en música de Wilfrid Vargas, Jennifer López y Bon Jovi.

Mi club local no estaba muy lejos de donde vivía y solía ir allí para disfrutar de una noche y tomar unas cervezas. Se llamaba Arizona y estaba en la Avenida La Paz, Guadalajara, México. Desde entonces ha cerrado.

Solía ir allí para ver el espectáculo de travesti ya que los artistas eran muy buenos y se veían exactamente como los verdaderos artistas a los que retrataban.

¡Además de las mujeres imitadoras, también había hombres, que se hicieron pasar por cantantes mexicanos y eran idénticos al verdadero McCoy!

Los artistas no solo interpretaron sus canciones en español, sino que también imitaron a cantantes ingleses, especialmente cantantes famosos de los Estados Unidos.

Guadalajara tiene algunas buenas noches, pero también tiene algunas inmersiones. Sin embargo, Arizona no cayó en la categoría de "inmersión".

Debido a que había que pagar un recargo para entrar, los "mayates" locales, como se les llama, lo que significa prostitutas, no acudían al lugar. Los clientes generalmente eran profesionales de mediana edad.

Tenía dos pisos, una barra superior y una barra de abajo con la pista de baile, y podía albergar hasta cuatrocientas personas.

El espectáculo comenzó a las 11.00 p.m. y continuó hasta las 3.00 a.m. Estaba abierto de miércoles a domingo.

Una vez al mes tendría una "Noche Caliente" donde el ¡los strippers lo expondrían todo! A las mujeres no se les permitió entrar esa noche.

Comenzaría con imitadores femeninos en una rutina de baile, seguida por la anfitriona, que también era una travesti, interpretando a una famosa cantante mexicana o una cantante internacional.

Entre el show de travesti estaban los strippers masculinos. Fue una noche entretenida.

Casi todos los clubes nocturnos en Guadalajara tienen este tipo de espectáculo.

Nunca estuve realmente interesado en los strippers masculinos como yo pensé que era más un arte para un hombre convertir en una mujer, ¡pero este stripper masculino estaba a punto de cambiar mi vida en más de un sentido!

SE ACABO LA FIESTA

Siempre me sentí relajado en este club, ya que nunca me molestaba alguien que solo buscaba una aventura de una noche. Era un lugar de recogida local pero no me gustaba eso.

Era un lugar muy conocido frecuentado por personas homosexuales de ambos sexos, pero últimamente se había convertido en un lugar de encuentro parejas y swingers.

Fui amigable con el personal del bar y también con todos los travestis y el conductor del espectáculo siempre diga: "¡Ah, aquí está David el inglés, que es más mexicano que inglés!"

Los otros artistas travestis siempre fueron muy amables y acogedores conmigo, por eso me sentí seguro y relajado allí. Cuando los miembros masculinos del público, que buscaban una recogida, podían ver que era amigo de los artistas y del personal del bar, no me molestaban.

Las ofertas del bar eran masculinas y heterosexuales, y solía llevarme bien con Alejandro, el hermano del dueño, un hombre de unos treinta y ocho años, regordete y bajo. Su famosa frase es siempre "puta".

Danny era el otro camarero que era alto y delgado con bigote. Estos camareros trabajaban en el bar de abajo.

Los otros camareros, que trabajaban en el bar de arriba, eran Jorge y Jesús (Chuy).

Había cinco travestis regulares: Claudio, David, Juan, que regularmente se hacía pasar por Yuri y se veía exactamente como ella, Juan que se hizo pasar por Cher y Miguel (conocido como La Pipa). También había personificados masculinos invitados que generalmente representaban a Alejandro Fernández y Juan Gabriel.

Por lo general, caminaba allí, ya que estaba cerca de donde vivía, pero siempre tomaba un taxi a casa, así que conocí al taxista, un hombre de unos cincuenta años, que también se llamaba Santos.

Bueno, irían allí los fines de semana, generalmente los sábados por la noche.

Entonces, conocí a Bruno, el stripper masculino, en febrero de 2007. Descubrió que trabajaba en una escuela de idiomas y me preguntó sobre las clases de inglés, así que le di mi tarjeta de presentación y le dije que me preguntara si estaba

interesado en las clases de inglés, ya que podría conseguirle una beca gratuita y no tendría que pagar las clases y lo dejó así.

Aproximadamente tres semanas después, llamó a mi número de casa y me preguntó si podía venir a verme personalmente para hablar sobre las clases de inglés. Esto fue un domingo por la tarde. No estaba haciendo nada, así que le di mi dirección y llegó media hora después en taxi.

Hablamos durante aproximadamente una hora y le dije que sería mejor que viniera a la escuela al día siguiente para poder registrarse y comenzar su curso. Me sorprendió mucho porque pensé que él no hablaba en serio acerca de tomar clases de inglés.

Entonces vino al día siguiente y se registró y comenzó sus clases a las 5.00pm. Desafortunadamente, solo vino a la escuela durante dos semanas y nunca volvió a aparecer, lo que no fue una sorpresa.

Personalmente, no pensé que este tipo de persona fuera tan seria o comprometida como para estudiar inglés, ya que era una persona del mundo del espectáculo.

Fui a Arizona el siguiente sábado por la noche, pero él no apareció en el programa. No lo volví a ver en unos tres meses.

Tenía un amigo Art, un estadounidense, que también era profesor, y a menudo tomábamos un café junto y sugerí que fuéramos a un viernes por la noche a Arizona a tomar un par de cervezas.

Nunca había estado allí y estaba interesado en ver el show de arrastre, así que hicimos arreglos para reunirnos fuera del club a las 10.30 p. m. del viernes siguiente.

Bueno, fue un muy buen espectáculo y, he aquí, Bruno apareció esa misma noche. Art se sorprendió mucho al ver lo amigables que eran los artistas conmigo. De todos modos, le presenté a Bruno. Cuando terminó el lugar de Bruno, vino y se sentó con nosotros. El arte no quería me quedé hasta el final y me fui después del primer show, así que me quedé con Bruno por compañía.

"¿Por qué no vamos a otro club?", Sugirió.

"Prefiero ir a otro lugar porque trabajo aquí y quiero alejarme de mi trabajo". Estuve de acuerdo, pagué las bebidas y nos fuimos en un taxi y fuimos a otro club llamado Platino que estaba muy cerca de mi casa.

Lo pasamos muy bien y fue entonces cuando comencé a conocerlo. Nos tomamos una foto juntos y conocimos a otros amigos míos, Ana y Javier. Conocía a esta pareja del bar de Arizona. Tenían treinta y tantos años. Ana era maestra de escuela y Javier taxista. Ella era de constitución mediana y él era un poco más alto con un bigote muy corto.

Eran swingers, pero Alejandro, el barman de Arizona, me había dicho que a Javier le gustaban los hombres jóvenes y que Ana estaba al tanto de esto.

"¿Está bien si me quedo en tu casa esta noche?", Preguntó Bruno, a lo que acepté.

Así que a las 6:00 am, cuando el club cerró, volvimos a mi casa. Dormía en mi casa y se fue esa tarde a las 5.00 p.m.

Me dijo que su madre vivía en Los Cabos con su hermano y su hermana y también se disculpó por no poder continuar con sus clases de inglés ya que no había tenido tiempo.

Me dijo que su trabajo como stripper significaba que viajaba mucho y que realmente no sabía cuándo estaría fuera de la ciudad en ciertos momentos. Dijo que compartía una casa con otros strippers fuera de la ciudad, pero que le gustaría saber si lo dejaría venir a vivir conmigo, ya que estaba cerca de Arizona. Le dije que lo pensaría y le diría lo siguiente semana.

También me dijo que había estado viviendo en Guadalajara durante nueve años ya que había tenido la oportunidad de irse de Los

Cabos y estudiar para convertirse en actor y bailarín con Televisa en la Ciudad de México. Él prefería Guadalajara y dijo que había trabajado en Televisa aquí como

Coreógrafo y que era miembro de ANDA (la asociación de actores). También dijo que había trabajado como modelo, lo cual era fácil de creer porque tenía el aspecto.

El miércoles de esa semana hizo una visita sorpresa a la escuela para decirme que era su cumpleaños y que tenía 27 años. Fuimos a un restaurante de mariscos en el Mercado del Mar de Zapopan para celebrar.

Ahora, nuestra amistad estaba creciendo y estaba llegando a saber más sobre él. Tenía una personalidad muy agradable, muy burbujeante y muy extrovertida. Era un poco más pequeño que yo, unos cinco pies siete con ojos café muy oscuros y cabello casi negro que estaba corto. ¡Pesaba alrededor de 170 libras, y siempre usaba gafas de sol, dentro y fuera del escenario!

SE ACABO LA FIESTA

Pero desafortunadamente, tenía una doble personalidad, tomaba cocaína y era un mentiroso descarado que iba a descubrir mucho más tarde en nuestra amistad.

"¡Vamos al zoológico el domingo!", Dijo como un adolescente emocionado. "Luego al cine porque me gustaría ver Transformers".

"Ok", le respondí. "Ven a mi casa a las 13:00 el domingo".

El domingo siguiente vino a mi casa y tomamos un taxi para ir al zoológico, que estaba a solo media hora de distancia. Estuvimos allí toda la tarde y lo pasamos muy bien. Debemos haber caminado por millas ya que el zoológico es muy grande y vimos a todos los animales.

Estaba interesado principalmente en los tigres blancos y los cachorros de león recién nacidos que estaban en exhibición y entramos en un lugar donde podíamos alimentar a los monos y compró un paquete de cacahuetes y un mono se acercó a para poder darle un poco.

Para recordar el día que le preguntamos a un miembro del público para tomar una foto de nosotros junto con mi teléfono celular.

Fue una bonita foto con la Barranca como telón de fondo.

Después de nuestra visita al zoológico tomamos otro taxi y fue al cine en el centro comercial Centro Magno para ver la película que tanto había deseado ver: Transformers.

Había sido un día maravilloso, uno que siempre recordaré. Después del cine fuimos a Arizona a tomar un par de cervezas.

Los domingos por la noche estaban tranquilos allí, pero se encontró con otra stripper y el día que había sido tan perfecto fue destrozado por una desagradable sorpresa para mí.

La amiga stripper le había hablado sobre un evento en Puerto Vallarta y quería que Bruno asistiera como parte de un espectáculo allí en uno de los hoteles que duraría tres meses.

No podía soportar la idea de no volver a verlo y salir, ya que siempre disfrutamos salir juntos y fue muy divertido estar con él.

Me hizo sentir más joven que mis cincuenta años impares. Fue bueno salir con una persona más joven y disfrutar de los clubes y otras atracciones que Guadalajara tiene para ofrecer. Era mucho mejor que salir solo. La compañía es mucho más divertida.

Me contó cuáles eran sus planes, pero prometió mantenerse en contacto por teléfono.

Esa noche volví solo a casa sintiéndome muy deprimido. Había sido un día inolvidable y esta noticia lo había arruinado todo.

Fui a la escuela al día siguiente todavía sintiéndome miserable y no tenía el corazón para hacer ningún trabajo, pero me dije a mí mismo "David, debes recuperarte. No es el fin del mundo y solo tienes que saber él y, después de todo, es un agente libre".

Todo el día estuve pensando en el maravilloso día habíamos pasado en el zoológico y en las películas y recordando cada minuto del día.

Tenía mi número de teléfono, tanto en casa como en mi teléfono celular, pero no tenía un número donde pudiera contáctalo. Dijo que telefonearía tan pronto como llegara a Puerto Vallarta y esperé todo el día la llamada que nunca se materializó.

Trabajé como director de estudios del departamento de inglés en un centro de idiomas. Había trabajado allí como profesora de inglés durante dos años antes de que me dieran el cargo de directora de estudios, por lo que siempre estaba ocupada en el trabajo, lo que era bueno de alguna manera porque me distraía de pensar en Bruno.

Los días se convirtieron en semanas y seguí ocupado en el trabajo, así que Bruno se fue al fondo de mi mente. Seguía yendo a Arizona durante el fin de semana y la vida seguía como siempre.

También tuve otro amigo, Juan Carlos. Vive en San Martín de Hidalgo, un pequeño pueblo a unos cuarenta kilómetros de Guadalajara.

Conozco a Juan desde hace doce años y somos muy buenos amigos. Es todo lo contrario de Bruno. Él es muy confiable y confiable y vive con su madre. Ella nunca se casó, pero él sabe quién es el padre, pero no tiene ningún contacto con él.

Juan tiene un hermano y una hermana que están casados. Su familia es muy humilde y con muy poco dinero, pero siempre ha sido como una familia para mí. Tiene la misma altura que yo, cinco pies diez y treinta y nueve años. Tiene el cabello castaño muy oscuro, ojos marrones y ahora es bastante gordito, pesa alrededor de 190 libras, aunque era mucho más delgado cuando lo conocí por primera vez.

La diferencia entre Juan y Bruno es que Bruno era el tipo de fiesta, mientras que Juan toma la vida más en serio. Habiendo dicho eso, a Juan también le gustaba mucho divertirse cuando lo conocí, y se quedaba fuera todas las horas, pero cuando le diagnosticaron el VIH hace unos nueve años, su estilo de vida cambió drásticamente. Se acercó a Dios y fue a misa regularmente. Redujo sus hábitos de bebida. De vez en cuando ahora toma una cerveza o una copa de vino, pero nada en comparación con los años anteriores a que descubriera que estaba infectado.

Conocí a Juan en diciembre de 2000 y nos hicimos muy amigos. Sé todo sobre él y él lo sabe todo sobre mí. No tengo muchos amigos reales en Guadalajara, de hecho, puedo contarlos con una mano. Además de Juan y Bruno, tengo otro buen amigo, Mario.

También tuve un muy querido amigo Jorge, quien también murió de una enfermedad relacionada con el SIDA a la edad de treinta y cuatro hace unos diez años.

Cuando llegué a vivir a México hace 12 años, ¡busqué una vida de aventura sin darme cuenta de que la aventura estaría llena de tragedia!

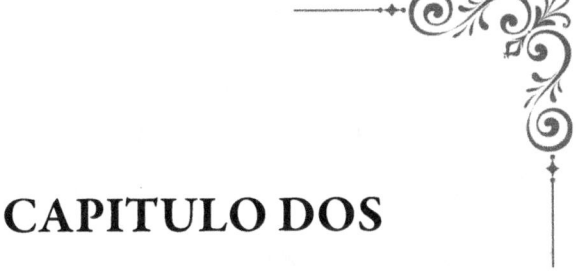

CAPITULO DOS

M i primera visita a México fue de vacaciones con un amigo de Inglaterra en marzo de 1997. Fuimos a Puerto Vallarta en la costa del Pacífico y realmente lo disfruté. Nos encontramos con una pareja de ancianos casados, Sophie y Arnold, de Vancouver y nos hicimos buenos amigos y cuando regresé a Inglaterra nos mantuvimos en contacto.

El siguiente mes de marzo decidí regresar de vacaciones, pero esta vez solo, ya que mi amigo no podía acompañarme porque había encontrado un nuevo trabajo y no podía obtener el tiempo libre del trabajo. Esto no fue un problema para mí viajar solo, ya que había hecho los arreglos para reunirme nuevamente con Sophie y Arnold, por lo que solo estaría solo en el viaje en avión.

Fue durante estas vacaciones que conocí a Javier y William. Javier era mexicano y su compañero William era estadounidense. Vivían en Guadalajara y también estaban de vacaciones y se hospedaban en el mismo hotel, la Posada de Roger. Tenían un restaurante y una tienda de comestibles en Guadalajara. Nos hicimos muy buenos amigos y nos mantuvimos en contacto cuando regresé a Inglaterra.

Regresé a México nuevamente en junio de 1998 para celebrar mi cumpleaños y visitar a Bill y Javier. En ese viaje me preguntaron si me gustaría venir a vivir a México y trabajar para ellos en su restaurante como gerente. Esto me sorprendió y les dije que tendría que pensar fue un gran paso para mí pensar en dejar Inglaterra y venir a trabajar a otro país.

Siempre había jugado con la idea de trabajar en el extranjero, pero nunca soñé con trabajar en un país al otro lado del Atlántico. Ahora me habían dado esta oportunidad y necesitaba pensar seriamente en ello.

Siempre he dicho que si se presenta una oportunidad, tómela, ya que tal vez nunca vuelva a aparecer. Otra cosa era que tenía mi seguridad en Inglaterra. Tenía un buen trabajo trabajando como asistente de atención en un hogar para personas con discapacidades de aprendizaje y tenía un departamento con vista al océano, así que tuve que pensarlo seriamente porque si aceptaba tendría que renunciar a todo esto.

Otra cosa en la que pensar fue en el hecho de que México era una cultura completamente diferente y ¿me gustaría allí? ¡Ni siquiera podía hablar una palabra de español!

Una vez que regresé a Inglaterra nuevamente, pensé mucho en la oferta que me habían hecho. Estar de regreso en Inglaterra y en mi rutina diaria me hizo reflexionar sobre cosas que había logrado en el pasado y ahora tuve la oportunidad de cambiar mi vida por completo.

Tal vez había llegado el momento de cambiar mi vida. Había llegado a muchas encrucijadas en mi vida y siempre había tomado la decisión correcta cuando había decidido qué camino tomar, pero esto era diferente. ¡Elegir este camino significaría elegir un estilo de vida completamente diferente al vivir en una cultura completamente diferente al otro lado del mundo! ¡Tenía que pensar que una vez que hubiera tomado la decisión no habría vuelta atrás!

SE ACABO LA FIESTA

Me mantuve en contacto con Bill y Javier por teléfono una o dos veces por semana y luego, en julio, recibí una llamada que decía que iban de vacaciones a Londres y querían venir a visitarme al suroeste.

Esto fue una gran sorpresa ya que recibí la llamada unas horas antes de que llegaran.

Se hicieron planes y vinieron a quedarse conmigo durante cuatro días. Les mostré todo el sur de Devon y partes de Cornwall para que pudieran ver que Inglaterra era un lugar diferente fuera de Londres.

Durante esta estadía, nuevamente hicieron la oferta de mi trabajo para ellos en México.

Les dije que tendría que pensarlo seriamente pero que les daría una respuesta para fin de mes.

Seguí pensando "¿y si...?" Y pensé que si seguía pensando de esta manera viviría con este "¿y si...?" Por el resto de mi vida. Entonces, a fines de julio, decidí que no me perdería la oportunidad y me arriesgaría a vivir y trabajar en México. Pensé que le daría seis meses y, si no funcionaba, siempre podría regresar a Inglaterra y no habría perdido nada y no tendría que vivir.

Con el "¿y si...?" por el resto de mi vida porque al menos lo hubiera intentado.

Avisé en el trabajo e hice planes para abandonar Inglaterra el 7 de septiembre de 1998.

Durante el mes de agosto, mi compañera de trabajo Janet me pidió que fuera con ella a ver a un conocido clarividente local que estaba dando lecturas en un centro local. Realmente no creía en todas esas cosas, pero acepté ir con ella de todos modos.

¡Nunca olvidaré esa noche, y fue una noche que viviría para recordar por el resto de mi vida!

Cuando llegamos, Janet se puso nerviosa y me pidió que fuera a ver al clarividente primero. No tenía intenciones de ver a esta clarividente ya que solo había ido a apoyarla. De todos modos, dije "Ok" y me llevaron a una pequeña habitación. Lo único en la habitación era una mesa con dos sillas a cada lado.

Era una tarde fría y lluviosa en agosto y eran las 6 de la tarde. Me senté en una de las sillas y esperé unos minutos y luego entró una señora de unos cincuenta años. Se sentó frente a mí.

"Hola, soy Clare", dijo, "¿cómo te llamas?"

"David", le respondí y le estreché la mano, "encantado de conocerte".

"Ok, David, ¿cuándo es tu cumpleaños?", Preguntó ella.

Le dije y ella dijo: "¡Oh, eres un Géminis como yo!"

Luego me contó sobre mis características como Géminis, y pensé: "¡Esto es un desperdicio de dinero!" Después de todo, ya sabía cuáles eran mis signos y características de la estrella, así que ¿por qué pagar para que me lo digan?

Ella sintió esto y dijo: "No crees en personas como yo, ¿verdad?"

Le dije que era de mente abierta. Ella dijo: "Dame tu mano". Así que le di mi mano derecha y ella la sostuvo durante unos treinta segundos y cerró los ojos.

Me soltó la mano y luego me dijo cosas que solo yo podría haber sabido. Ella me contó todo sobre mi viaje a México y las personas que había conocido. Me contó sobre mi cumpleaños e incluso describió el centro de Guadalajara como si tuviera una foto frente a ella. También me dijo que seis semanas después del día de la lectura, me iría de Inglaterra para ir a vivir en México.

No podía creer lo que ella había dicho. ¿Cómo podría ella saberlo? ¡Lo sorprendente fue que seis semanas después de la lectura, que sucedió el 7 de septiembre, fue el día en que saldría de Inglaterra, ya que ya había recibido mis boletos de avión! También me dijo que la compensación, por un accidente automovilístico que había tenido dos años antes, y que había estado esperando, se pagaría la semana siguiente. ¡¡Y fue!!

También me preguntó si creía en el Karma porque dijo que la fuerte sensación de que tenía que irme a vivir a México era porque en una vida anterior había vivido allí y en esa vida había muerto y había dejado a alguien con el corazón roto y que era mi destino en esta vida regresar a México porque esa persona estaba allí esperándome.

Ella dijo que no debería buscar a esta persona en todos los que iba a conocer, pero sabría quién era una vez que los conociera. Ella dijo que esta persona me estaría buscando.

Le pregunté si era hombre o mujer y ella dijo que sería un hombre. Naturalmente, me había olvidado de todo esto hasta que conocí a Bruno.

Después de ese día, Clare y yo llegamos a ser amigas íntimas y la visité cuando regresé a Inglaterra dos años después de vacaciones. Todavía somos muy buenos amigos y seguimos en contacto por correo electrónico.

No había planeado verla, fue por pura casualidad que mi amiga Janet había querido verla y había estado involucrado de alguna manera, solo para haber confirmado mi nueva vida en México. Parecía como si este fuera mi destino. ¡Todo esto había sido planeado y no solo por mí! Ahora creo que nuestro destino está predicho y fuerzas extrañas nos hacen seguir ese camino.

Después de esa experiencia con Clare, los días para mi partida ahora se estaban contando. Me sorprendió lo rápido que pasaron. ¡Fue demasiado pronto! No tuve tiempo de despedirme personalmente de mis hermanos y hermanas mientras vivían en Midlands, a trescientas millas de distancia. No los había visto en algunos años y no tenía ni idea de cuándo volvería a verlos porque ahora estaría viviendo al otro lado del mundo.

6 de septiembre de 1998: Mi último día en Inglaterra.

Dejé mi trabajo el viernes 4 de septiembre y me despedí de mis compañeros de trabajo y pacientes. Ahora era la cuenta regresiva final, a solo unas horas de mi nueva vida.

Mis vecinos, Trevor y su esposa Irene, habían acordado llevarme al aeropuerto de Gatwick temprano a la mañana siguiente y Janet, mi querida amiga, iba a venir a despedirme al aeropuerto. ¡Sin embargo, iba a pasar esta última noche en mi pub local, The Waterman's, con Janet y su esposo Trevor, para una fiesta de despedida y algunas pintas!

La noche pasó volando y ahora era el momento de volver a casa con Janet y recoger mis maletas y comenzar mi viaje al aeropuerto de Gatwick porque queríamos llegar temprano y desayunar allí antes de mi vuelo a México, que debía partir a las 11.00 a.m.

El viaje a Gatwick desde Brixham toma alrededor de cuatro horas en automóvil, ¡pero estas cuatro horas parecieron una! Apenas salimos de Brixham, llegamos a Gatwick.

Desayunamos juntos y luego vino la muy llorosa despedida. Tuve que registrarme dos horas antes de mi vuelo y cuando fui a cruzar la puerta que me llevaba a la sala de embarque, me volví hacia Irene, Trevor y Janet y les pedí que no me vieran pasar por las puertas, sino que Regrese al bar y tome una copa porque no estaría mirando hacia atrás para ver sus caras. Los conocía desde hace mucho tiempo y esta última despedida me estaba rompiendo el corazón. Le dije a Janet que no estuviera tan triste sino que pensara en mi partida así:

"Recuerda", le dije, "cuando miras la puesta de sol, solo estoy al otro lado de esa puesta de sol".

Después de decir eso, me alejé de ellos y crucé las puertas hacia la sala de embarque que me llevaría a una aventura y a mi nueva vida.

CAPÍTULO TRES

Cuando llegué a Puerto Vallarta, mis amigos Bill y Javier me estaban esperando para saludarme cuando salía del área de aduanas. Íbamos a quedarnos en Vallarta por otros tres días para poder relajarme antes de ir a Guadalajara, donde comenzaría a trabajar para ellos en su restaurante.

¡Este fue el primer día de mi nueva vida pero, desafortunadamente, resultó ser seis meses de infierno!

¡Los amigos que creía haber hecho resultaron ser mis peores enemigos!

Viví con ellos durante seis meses trabajando en su restaurante como camarero y cuando eso cerró trabajé en su tienda de comestibles. Cuando eso finalmente se cerró, tomaron el dinero que tenía y me echaron de su casa.

Afortunadamente, uno de los clientes de la tienda, Felipe, que era policía, me dio refugio en su casa y viví con su familia durante tres meses antes de encontrar un trabajo como profesor de inglés.

Fue un momento muy difícil emocionalmente para mí, pero recibí mucho apoyo de Mario, el único amigo que tenía en ese momento. No podía hablar español, pero vivir con la familia de Felipe me ayudó a aprender el idioma rápidamente ya que ellos tampoco podían hablar inglés. Felipe vivía con su esposa y sus dos hijos pequeños y fueron los niños los que más me ayudaron. Entonces aprendí mi español como lo haría un nativo.

Mi amiga Janet también se ofreció a pagar mi viaje de regreso a Inglaterra, pero le dije que necesitaba otros seis meses en México para ver si las cosas funcionaban mejor. Si no, volvería. Afortunadamente, las cosas mejoraron y todavía estoy en México.

Con el paso del tiempo, me instalé en mi trabajo y mi vida adquirió un significado diferente.

Cambié mucho en mi personaje y no era la misma persona que había dejado Inglaterra. Me volví mucho más fuerte en carácter y ya no permitiría que nadie me diera por sentado. ¡¡Una vez mordido dos veces tímido!!

Ahora estaba ganando suficiente dinero para vivir en mi propio lugar, aunque era muy primitivo en comparación con el estilo de vida inglés, pero al menos no tenía que depender de nadie más ni seguir las reglas de su casa.

Finalmente fui libre del infierno por el que había pasado y lo puse a un lado como una mala experiencia. Siempre digo que uno aprende de la experiencia y que las cosas suceden por una razón.

El lugar donde vivía era muy escaso. Era solo una habitación con una cama, una mesa y una cocina. Tuve que compartir el baño con otras tres personas que no eran tan particulares sobre la limpieza. A menudo iba a usar el baño y lo encontraba lleno de vómitos del chico de al lado que siempre volvía borracho y luego vomitaba.

Mario me presentó a Jorge que trabajaba para él en un restaurante como camarero. Tenía su propia casa y dijo que podría ir a vivir allí y compartir con él. Hablaba muy bien inglés, ya que había pasado algún tiempo trabajando en los Estados

Unidos. Realmente no quería compartir de nuevo, ya que disfrutaba mi vida independiente, pero no podía seguir viviendo en las condiciones en que vivía, ya que no estaba acostumbrado a vivir así. Otro beneficio de vivir con Jorge fue que sería más barato y me daría tiempo para encontrar otro lugar mejor para vivir. Entonces, aproveché la oportunidad y me fui a vivir con él.

Nos hicimos muy buenos amigos y él era como un hermano. Solíamos salir juntos y a veces de vacaciones.

Vivía solo, era gay y tenía muchos amigos. Más tarde descubrí que era VIH + cuando encontré su medicamento en el refrigerador. No tenía un novio en particular, pero tenía muchos amantes.

Ese era su negocio y no me molestó. Él respetaba mi privacidad y yo respetaba la suya.

Regresé a Inglaterra para visitar a mi familia y amigos en diciembre de 2000.

Regresé a México y seguí viviendo en la casa de Jorge durante otros dieciocho meses.

Fue tres meses después de que salí de su casa que me dijeron que se había enfermado de neumonía y, desafortunadamente, debido a su problema de salud, murió. Tenía treinta y cuatro años. La noticia de su muerte fue un shock porque él siempre se veía muy bien a pesar de tener SIDA. Fue como perder a un miembro de mi propia familia.

Afortunadamente, tenía a Juan Carlos como un amigo muy querido y cercano y, curiosamente, me ayudó a superar la pérdida de Jorge.

Bueno, la vida sigue como siempre y mi vida continuó mejorando. Cambié de escuela y me convertí en director de estudios en otro centro de idiomas en Guadalajara.

Juan Carlos reemplazó a Jorge y teníamos mucho en común. Por supuesto, ahora podría hablar español con fluidez. Juan no puede hablar inglés. Durante nuestra amistad, su familia se convirtió en mi propia familia y los trato como tal.

En 2003, Juan fue muy enfermo y fue ingresado en un hospital local. Había estado sufriendo de tos durante más de tres semanas y estaba perdiendo peso rápidamente.

Debido a esto, fue trasladado al antiguo Hospital Civil de Guadalajara, donde le diagnosticaron tuberculosis.

No podía creerlo porque pensaba que esta enfermedad era cosa del pasado. Recuerdo que cuando era niño, mucha gente en Inglaterra solía morir de esta enfermedad.

Juan estaba gravemente enfermo y casi a las puertas de la muerte. Lo visitaba a diario y su familia estaba en vigilia junto a su cama día y noche. Fue una situación precaria que vivió o murió. Estuvo en una situación muy delicada durante casi un mes y fue durante el tratamiento y las pruebas que los médicos diagnosticaron el SIDA.

No puedo decirte lo mal que me sentí porque había perdido un muy querido amigo, Jorge, un año antes de esta enfermedad y no podía creer que estaba pasando por lo mismo otra vez con otro amigo muy querido. ¡Otra persona que significó mucho para mí también tenía SIDA!

Una noche visité a Juan, estaba tan enfermo e inconsciente que cuando salí del hospital esperaba una llamada telefónica de su familia durante la noche para decirme que había fallecido. Estaba muriendo y yo estaba frenética por la preocupación de que en mi camino a casa desde el hospital, entré en una iglesia cerca de mi casa y me paré frente a la imagen de la Virgen de Guadalupe, los mexicanos creen que ella hace milagros, y le rogué por ella. Una hora para salvar su vida. Yo no soy Católica pero tengo mucha fe.

Cuando llegué al hospital la tarde siguiente para visitarlo, me sorprendió ver que estaba sentado en la cama hablando con su madre. Seguía débil pero nada comparado con cómo lo había visto la noche anterior.

Me dijo que tanto él como su madre habían visto la aparición de la cara de la Virgen de Guadalupe en su manta en el sudor unas horas después de que me hubiera ido la noche anterior. También me dijo que se despertaba de nuevo en medio de la noche y un médico vino y habló con él y le dijo que no se preocupara ya que se recuperaría y que todo iba a estar bien. Dijo que le preguntó a una enfermera quién era el médico, y según su descripción, la enfermera le dijo que no había ningún médico de esa descripción trabajando en el hospital, y además, un médico no lo visitaría en medio de la noche. Juan cree que vio y le habló a Jesucristo.

Insiste en que no estaba alucinando bajo la influencia de su medicación y le creo. Parece extraño que esto sucediera la misma noche que estaba rezando a la Virgen de Guadalupe para salvar su vida. Creo que los milagros suceden.

¡Esto fue un milagro!

Fue dado de alta del hospital una semana después, pero tuvo que continuar con su medicación y regresar para chequeos cada cuatro meses.

Desde entonces, ha estado bien y no ha tenido problemas de salud. Toma su medicamento, como debería, y siempre va a sus chequeos regularmente. Ha aumentado de peso y vive un estilo de vida normal, aunque no bebe alcohol como solía hacerlo cuando lo conocí. Se ha vuelto muy consciente de la salud.

También se ha acercado mucho más a Dios, como dijo que lo haría si su vida se salvara. Ha cumplido su promesa a Dios.

También está activamente involucrado con COESIDA aquí en Jalisco y a menudo da charlas a otras personas que sufren de SIDA, brindándoles consejos y apoyo. Lo admiro por lo que pasó y en qué tipo de persona se ha convertido. Esto muestra que el SIDA no significa que usted sea sentenciado a muerte. Juan Carlos es una prueba viviente de que puedes continuar con tu vida normal, siempre que tomes el medicamento y te realices chequeos regulares, y sobre todo tengas FE.

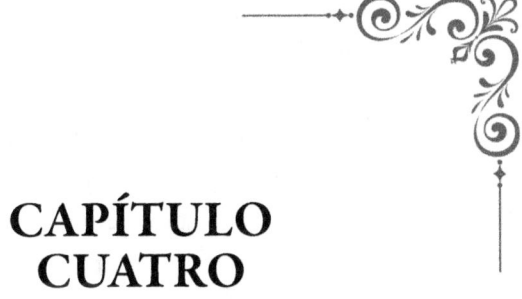

CAPÍTULO CUATRO

La amistad entre Bruno y yo se había convertido en una amistad cercana y se convirtió en un hermano y yo le tenía mucho cariño. Salíamos regularmente y lo acompañaba a sus shows.

Como había trabajado para Televisa, conocía a varias celebridades y me las presentaron. A menudo íbamos a los estudios de televisión locales para ver programas y luego, después del programa, charlábamos con los artistas.

A Juan Carlos no le caía bien y no se llevaban bien. Siempre decía que Bruno solo estaba interesado en mi amistad porque me manipulaba por dinero. Le dije que este no era el caso y que él debería mantener su nariz lejos de mis amistades, ya que nunca hice comentarios sobre sus amigos, a pesar de que no me gustaban algunos de ellos.

Es una persona muy posesiva y siempre se enojaba cuando salía con Bruno. Lo acusó de ser una prostituta y un drogadicto, lo que iba a descubrir más tarde. En ese momento no le creí.

En mayo de 2008, Juan, yo y Bruno fuimos a Los Camacho, un parque acuático en las afueras de Guadalajara. Bruno siempre hablaba de este lugar, así que decidimos ir.

Tuvimos un buen día, pero me di cuenta de que Bruno no parecía estar bien. Tuvo dificultades para respirar cuando salimos del parque, pero dijo que estaba bien.

Dos noches después, me despertó en medio de la noche diciendo que se sentía enfermo y temblaba y tenía fiebre. También comenzó a vomitar. Pensé que era algo que había comido, pero insistí en que fue a la sala de emergencias del hospital a dos cuadras de mi casa.

Lo llevé al hospital y parecía muy enfermo. Estaba pálido, temblando y todavía vomitando.

Los médicos lo atendieron bastante rápido y luego me dijeron que estaba muy enfermo y que necesitaba ser ingresado por observación.

Como no tenía seguridad social, dijeron que yo tendría que pagar su estadía en el hospital y cualquier tratamiento que recibiera allí. Sería muy costoso y no tenía esa cantidad de dinero. Le pregunté al médico qué podía hacer y me dijeron que lo llevara al Hospital Civil, que era gratis para las personas que no tenían seguridad social.

Tomé un taxi hasta este hospital y los médicos lo examinaron nuevamente y lo admitieron.

Regresé a casa y ya eran las 5.30 de la mañana. Llamé a trabajo para decirles que no podría hacerlo ese día y les expliqué por qué. Llamé a Juan Carlos, que vivía a ochenta kilómetros de distancia, y me dijo que tomaría el próximo autobús a Guadalajara.

Llegó unas tres horas más tarde y ambos fuimos al hospital para ver cómo estaba Bruno.

El médico me dijo que habían diagnosticado tuberculosis y que él era infeccioso y que tenía que quedarse hasta que estuviera claro para regresar a casa. Me dijo que tendría que hacerme pruebas para ver si me había infectado porque él vivía conmigo. Afortunadamente, mis pruebas resultaron negativas.

Fuimos a verlo y él estaba bastante alegre y miró mejor que la noche anterior. Estuvo en el hospital durante una semana.

Antes de que le dieran el alta, la trabajadora social del hospital pidió verme, así que fui a su oficina.

"Oh", dijo, "¿hablas español?"

"Sí", respondí.

"Bueno", dijo, "necesito saber dónde puedo contactar a su familia porque este joven está muy enfermo. ¿Me puede dar esa información?

"No tengo idea", respondí. "Todo lo que sé es que su madre vive en Los Cabos, pero no tengo un número de contacto o una dirección".

"Ya veo", dijo. "Veo por sus detalles que vive contigo en tu dirección".

"Así es", dije.

"Y él te tiene aquí como su pariente más cercano", continuó.

"Tengo que preguntarte si tienes una relación con él. ¿Es tu novio?", Dijo ella.

"¡No!", Dije sorprendida, "¿por qué?"

"Bueno, él es VIH +", dijo, "y necesita que lo cuiden en casa y alguien tiene que asegurarse de que esté tomando su medicamento, especialmente para la tuberculosis". Tiene que tomar su medicamento para la tuberculosis durante doce meses para asegurarse de que la bacteria sea eliminada. Si no, volverá a infectar y podría matarlo.

Pensé: "¡Dios mío!" No podía creerlo. No podía soportarlo. Ya había perdido a un amigo muy querido por el SIDA y mi otro amigo cercano, Juan Carlos, también estaba infectado con este virus y ahora me dijeron que Bruno estaba infectado. Fue como tener una pesadilla y esperar que me despertara pronto.

"Bueno, solía ser enfermera en Inglaterra", le dije, "para poder administrarle sus medicamentos e inyecciones, etc."

Fue dado de alta dos días después de la conversación con el trabajador social y tuve que hacer los arreglos para que se registrara en un centro de salud local donde un médico podía controlarlo todas las semanas y recoger su medicamento.

En casa, estaba sinceramente con él por su condición, pero él no aceptaba el hecho de que tenía SIDA. Dijo que los médicos estaban equivocados y que solo tenía tuberculosis. Los médicos y el trabajador social le hablaron mientras estaba en el hospital sobre su condición y le aconsejaron que fuera al Mesón de la Misericordia, un centro de ayuda para el SIDA, que estaba cerca de donde yo vivía, para ver a un psicólogo. El trabajador social también me había dicho que esto no era inusual y que muchos pacientes no aceptarían que estaban infectados y que tendría episodios de depresión. Ella me dijo que lo vigilara también, porque podía intentar suicidarse.

"¿Cómo te has infectado?", Le pregunté, "¿has estado teniendo relaciones sexuales sin protección?"

"No, por supuesto que no, ¡te dije que no tengo SIDA!", Dijo enojado.

Entonces, de repente me acordé. Era un stripper masculino y siempre hacía ejercicio en el gimnasio y también inyectaba esteroides.

"¿Alguna vez compartió agujas cuando estaba inyectando esteroides?

"Sí, a veces lo hice, con los otros strippers", respondió.

SE ACABO LA FIESTA

"¡Oh, Dios mío!", Dije, "Es obvio que has compartido una aguja con alguien que está infectado y ahora te has infectado a ti mismo."

¡No podía creer que hubiera sido tan estúpido y descuidado al compartir agujas, especialmente porque había asistido a un curso de concientización sobre el SIDA cuando estaba en la escuela!

Lo más importante ahora era mantenerlo alegre y evitar este tema en el futuro.

Le conté a Juan Carlos sobre el problema de Bruno y, como también estaba infectado, le pregunté si hablaría con Bruno sobre su experiencia de vivir con SIDA.

Algunas semanas después, Juan vino a visitarme y le habló a Bruno sobre su condición. Bruno negó que tuviera SIDA e insistió en que los médicos estaban equivocados. No aceptaría el hecho de que estaba infectado.

Juan hizo todo lo posible para convencerlo de que no era el fin del mundo y que podía vivir una vida normal siempre que tomara su medicamento y fuera a su chequeo regular en el hospital. Le dijo que, por supuesto, tendría que cambiar su estilo de vida. Era como hablar con una pared de ladrillos porque Bruno no escuchaba.

Pasaron algunas semanas y Bruno y yo decidimos salir una noche a Platinos. Pasamos un buen rato allí y nos fuimos a las 6 am. Quería ir a otro bar del centro, que abría a las 6 de la mañana, para seguir de fiesta.

El bar se llamaba Amelias, cerca de la Plaza de Los Mariachis, una zona muy conocida de la ciudad por las drogas.

Había oído cosas malas sobre este bar y no estaba muy interesado en entrar, pero él insistió. No podía creer lo que vi.

Fue una inmersión Era un lugar muy poco iluminado y había gente tirada por todas partes, ¡aparentemente drogada hasta los globos oculares o borracha! Nos sentamos en una mesa en la esquina de la habitación y pude ver que los clientes eran prostitutas, drogadictos, transexuales y demás.

"¿Por qué demonios quieres venir a un lugar como este?", Le pregunté.

No te preocupes ", dijo," estarás bien conmigo. Me aseguraré de que nadie te moleste".

Vino el camarero y Bruno pidió las bebidas, una cerveza para mí y una cerveza Indio y Caribe para él. Le di una nota de 200 pesos y cuando el camarero regresó con las bebidas, me dio un cambio de treinta pesos.

Pensé que era caro ya que el camarero solo regresó con la cerveza y el Indio y un paquete de lo que pensé que era goma de mascar.

"¿Dónde está el Caribe que ordenaste?", Pregunté. El camarero me miró extrañamente.

"¡Shh!" Bruno respondió.

Entonces me sorprendió. El paquete de chicle, como pensaba, ¡eran drogas! Vi como Bruno abrió el paquete y sacó un pequeño paquete de plástico lleno de cocaína. Este fue el Caribe.

El bar era parte del inframundo en Guadalajara para comprar drogas y pediste un Caribe y el camarero sabía que querías cocaína.

Bruno había entrado en el bar con una lata de cerveza y lo que vino después fue nuevamente muy educativo.

Tomó la lata y perforó un agujero en el costado y colocó la cocaína encima. Encendió la cocaína y comenzó a fumarla desde la parte de la lata de donde bebes. Tuve que pellizcarme para creer lo que estaba presenciando. No soy un ángel, pero nunca he recurrido a las drogas.

Pude ver que estaba disfrutando su articulación. Le dije que era un tonto por continuar con su adicción, ya que no era bueno para él, y especialmente con lo que estaba sufriendo.

"Mira", dijo. "Quiero disfrutar cada minuto de mi vida mientras soy joven. Mi vida es una fiesta y no quiero amargarme en mi vejez".

Naturalmente, asumí que se refería a mí.

"Nunca vivirás para alcanzar mi edad", le dije. "Si sigues haciendo lo que estás haciendo ahora. De todos modos, ¿por qué tienes que tomar cocaína?

"Me ayuda a mantenerme despierto", dijo. "Y puedo beber más sin sentirme borracho". Su discurso, por ahora, se estaba volviendo confuso.

Salimos del bar alrededor de las 9 de la mañana y volvimos a casa. ¡Estaba muy preocupada y me preguntaba que tal vez algún día cuando volviera a casa del trabajo lo encontrara muerto!

Le conté a Juan lo que había sucedido y me dijo que solo yo tenía la culpa de permitir que Bruno viniera a vivir conmigo en primer lugar.

Su reacción me sorprendió un poco porque pensé que él entendería mi situación. Le expliqué que Bruno era un muy buen amigo y que ahora sentía lástima por él debido a su problema con el SIDA y, a pesar de su adicción a las drogas, después de todo, seguía siendo mi amigo.

Tampoco podía entender por qué Juan reaccionó de esa manera porque estaba involucrado en ayudar a otros enfermos de SIDA y a menudo iba a conferencias con sus amigos médicos para hablar con estas personas y brindarles apoyo moral, pero no haría lo mismo por un amigo mío.

Juan nunca se había llevado bien con Bruno desde el primer día. No podía soportarlo, sin embargo, le gustaba que la gente pensara que era la versión masculina de la Madre Teresa cuando estaba dando apoyo a otras víctimas.

Finalmente me puse en contacto con Bruno cuando le conté sobre el Mesón de la Misericordia. Le dije que lo acompañaría si fuera allí a buscar consejo profesional, así que estuvo de acuerdo. Conoció al psicólogo David y comenzó a recibir tratamiento, pero dejó de ir después de tres semanas.

En este momento, la tensión de vivir con una persona que, no solo padecía SIDA, sino que también era drogadicta, me estaba afectando.

No estaba comiendo o durmiendo normalmente y estaba bajo mucha presión en el trabajo y esto es lo último que quería. Estaba poniendo mi salud al final y preocupándome por alguien a quien no le importaba una mierda su propia salud.

Había sido enfermera en Inglaterra y había trabajado con pacientes con SIDA, pero nunca había estado en una situación en la que la enfermedad ahora afectaba mi vida personal.

Algunas noches Bruno salía solo y no regresaba por tres o cuatro días y yo perdía el sueño preocupándome dónde estaba y con quién estaba, y él regresaba con la misma ropa apestando a olor corporal y drogado y se había drogado. Mírame como si dijera "¡Jódete!"

Había llegado al punto en que se quedaba afuera por días y regresaba a dormir todo el día y no ayudaba con las tareas domésticas o preparar cualquier comida para nosotros mientras estaba trabajando y el estrés que todo esto estaba teniendo en mí comenzó a mostrar.

La casa comenzó a oler a olores corporales y no estaba acostumbrada a vivir en esas condiciones. ¡No solo iba a trabajar todo el día, seis días a la semana, sino que volvía a una casa sucia y tenía que mantener a alguien mucho más joven que yo! Debo haber estado ablandando la cabeza a medida que envejecía. Era obvio que había estado acostumbrado a vivir en estas condiciones y que tenía que parar. El problema era que no había establecido las reglas de la casa en primer lugar, así que solo tenía la culpa. Las palabras de Juan ahora resonaban en mi mente.

Fumaba más que nunca y tuve que enfrentar este problema de frente.

Una noche, en agosto de 2008, comencé a obtener lo que

Pensé que era indigestión, pero cuando me desperté a la mañana siguiente tenía dificultad para respirar y tenía un fuerte dolor en el pecho.

Fui a la sala de emergencias del hospital cercano y me ingresaron de inmediato.

Los médicos me dijeron que mi presión arterial era muy alta y que estaba en riesgo de sufrir un ataque cardíaco y que tenía que permanecer en observación.

Estuve en el hospital durante cinco días y Bruno nunca vino a visitarme.

Después de que me dieron de alta, me dio algo en qué pensar. Me preocupaba tanto preocuparme por otra persona que mi salud también sufrió. Hasta el día de hoy tengo que tomar medicamentos para controlar mi presión arterial. Ese es el precio que tengo que pagar.

Bruno dijo que no tenía tiempo para visitarme porque había conseguido un nuevo trabajo como bailarín en un nuevo club del centro y me invitó a acompañarlo el sábado por la noche.

Entonces, fuimos al club y fue una buena noche. Cuando nos fuimos, quería ir a otro club para seguir de fiesta nuevamente. Esta vez me negué porque acababa de salir del hospital. Sabía que quería drogarse de nuevo. Como me negué, se puso muy molesto y agresivo y comenzamos a discutir afuera. Terminé siendo asaltado por él y me tiró al suelo. Uno de sus colegas del club lo apartó de mí y se escapó. Fui directamente a la policía y denuncié el asalto. Pensé que esta vez tenía que irse.

Las cosas realmente se salieron de control y llegué al punto en que tuve que decirle que tenía que decidir dejar las drogas o buscar ayuda para dejarlas si quería seguir viviendo conmigo, o podría continuar con las drogas y salir. Se había vuelto violento y no tenía consideración por mí. Me agredió sabiendo que acababa de salir del hospital.

Nunca llegó a eso porque iban a pasar otros tres meses antes de que lo volviera a ver. Había desaparecido y dejó su ropa en mi casa.

No supe hasta algunas semanas después del incidente que había dejado Guadalajara y se había ido a trabajar a Puerto Vallarta.

El caso en su contra por asalto tuvo que ser abandonado porque no tenía idea de dónde vivía.

Aproximadamente dos semanas después del asalto, dos trabajadores sociales del centro de salud vinieron a mi casa a buscarlo. Me preguntaron si sabía dónde podría estar ubicado porque no había ido a recoger su medicación, no solo para su SIDA, sino también para su tuberculosis. Me dijeron que si no tomaba el medicamento para la tuberculosis, se infectaría nuevamente porque el tratamiento que estaba tomando debía continuar durante doce meses. Me dijeron que no solo se infectaría, sino que también infectaría a otras personas que se le acercaran.

Esto me afectó tanto que finalmente me puse en contacto con David, el psicólogo, en el Mesón de la Misericordia e hice una cita para verlo. Sabía que necesitaba algún tipo de terapia de un psicólogo y pensé que, como él conocía el caso de Bruno, sería útil.

Recibí consultas de David durante seis semanas y él me dijo que solo yo tenía la solución para resolver esta situación.

Me dijo que Bruno no era un niño y, a pesar de que sentía pena por él, tenía que dejarlo ir y continuar con mi propia vida. Me dijo que Bruno había elegido hacer lo que quería hacer y que eventualmente pagaría el precio.

Me dijo que no era Dios y que había hecho todo lo posible.

"¿Cuál es tu relación con él de todos modos?", Preguntó David, "¿Qué ves en él? ¿Qué es lo que te atrae hacia él si no eres su novio? ", Continuó. "Sigue mi consejo y déjame decirte que si tuviera ese tipo de problema lo sacaría de mi vida. Nunca vas a vivir una vida saludable si continúas así."

Le dije que era como un hermano y nada más, pero sus preguntas me hicieron pensar en el momento en que vi a Clara, la clarividente en Inglaterra algunas semanas antes de que me fuera a vivir a México. Ella me había dicho que conocería a alguien con quien había estado en una vida anterior en México y que sabría quién era una vez que hubiera conocido a esta persona. ¡También me había dicho que sería un hombre!

Es extraño, pero pensarlo me hizo darme cuenta de que lo que ella había dicho ahora comenzaba a tener sentido. Hubo una fuerte atracción entre Bruno y yo. Era como una alma gemela y nunca pude entender por qué parecíamos tener este vínculo entre nosotros. Ciertamente fue motivo de reflexión, ya que siempre sentí como si lo hubiera conocido desde hace mucho tiempo desde el primer día que nos conocimos, en Arizona. ¿Se estaban cumpliendo sus predicciones?

Todo lo demás que me había dicho en su lectura en ese entonces había sido golpeado.

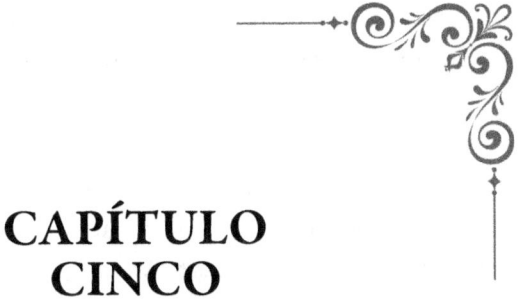

CAPÍTULO
CINCO

Tres meses después recibí una llamada telefónica de Bruno, que todavía estaba en Puerto Vallarta. Me habló como si nada hubiera pasado entre nosotros.

"Hola, David", dijo. "¿Cómo estás?"

"Bien", respondí. "¿Y dónde estás?"

"En Vallarta trabajo como bailarín en un hotel aquí, pero me siento muy enfermo", dijo.

"Bueno, te dije lo que sucedería", le dije. "No has estado tomando tus tabletas y he tenido dos trabajadores sociales buscándote porque están preocupados por tu salud y si no haces algo al respecto, empeorarás". ¿No te das cuenta de que te estás muriendo? "

"¡Eres un maldito idiota!", Respondió. "¡Eres como una anciana!" Colgó.

Todavía estaba muy preocupado por él y decidí contactar a su familia en Los Cabos. Tenía el número de teléfono de su madre ahora y pensé que ya era hora de que le dijeran la verdad. Fue una decisión muy difícil para mí. No sabía cómo decirle qué le pasaba o cómo reaccionaría ella.

Respiré hondo y marqué el número. Un joven contestó el teléfono.

"¿Con quién estoy hablando?", Pregunté.

"Miguel", fue la respuesta. "¿Quién eres tú?"

"Soy amigo de Bruno", le dije. "En Guadalajara".

"Oh, soy su hermano", dijo.

"Tengo algo que necesito decirte antes de que le digas a su madre", le dije. "Es una noticia muy delicada. Tu hermano está muy enfermo y está en Puerto Vallarta."

"¿Qué quieres decir con muy enfermo?", preguntó.

"Tiene SIDA y tuberculosis", le dije.

"Lo que dijo. "¿Cómo sabes esto?"

Pasé mucho tiempo en el teléfono explicando todo y él dijo que le diría a su madre cuando ella volviera a casa.

Tomó mi número de teléfono y dijo que me llamaría tan pronto como le hablara.

Sentí cierto alivio de que al menos ahora su familia estaba al tanto de su condición, pero también sintió que una vez que descubriera que les había dicho que vendría a buscarme y causaría problemas.

Al día siguiente, recibí una llamada de su hermano diciéndome que su madre había decidido venir a Guadalajara para verme al día siguiente y discutir el asunto y si podía encontrarme con ella en el aeropuerto. Le dije que no sería un problema y que podía quedarse en mi casa y no molestarse en reservar un hotel. Me dio los detalles del vuelo y la hora de llegada.

Nunca había conocido a su madre o hablado con ella antes, así que no sabía cómo era ella. Le dije que le dijera que llamé a mi número de teléfono celular tan pronto como llegó para saber a quién buscar.

SE ACABO LA FIESTA

Al día siguiente, tomé un taxi hasta el aeropuerto y esperé la llamada. Cuando lo recibí, comencé a buscarla. No pude ver a nadie que se ajustara a la descripción. De repente, sentí que alguien me tocaba el hombro.

Me di la vuelta y vi a esta mujer que resultó ser la madre de Bruno. Ella no se parecía en nada a la descripción que me habían dado.

Era pequeña y gordita con el pelo largo, oscuro y rizado y negro. Ella parecía muy nerviosa.

"Disculpe", dijo. "¿Eres David?"

"Sí", respondí. "Debes ser la madre de Bruno".

"Así es", dijo. "¿No está él contigo?"

"No", le respondí. "Tomemos un taxi y explicaré las cosas camino a mi casa".

Fue un viaje en taxi de cuarenta minutos desde el aeropuerto hasta mi casa y durante ese viaje le conté la historia completa. Estaba totalmente incrédula y muy molesta.

Una vez que llegamos a mi casa, le di más detalles y le dije que se había ido a trabajar a Puerto Vallarta. Pude ver que estaba en estado de shock. Le dije que la llevaría al día siguiente para ver a la doctora Claudia, que era la directora de COESIDA, y también una amiga personal mía. La dije que también la llevaría a ver a David, el psicólogo del Mesón de la Misericordia.

Llamé a la doctora Claudia y a David para concertar una cita con ella a la mañana siguiente. La llevé a comer a un restaurante cercano y volvimos a casa y seguimos hablando de Bruno y su familia.

Su historia fue muy triste. Ella me habló de sus antecedentes. Ella dijo que su madre murió cuando ella era una niña y que tuvo que hacerse cargo y cuidar a sus hermanos y hermanas y también a su padre, quien la trató muy mal.

También me dijo que Bruno nació cuando ella tenía solo catorce años y que su padre también la había tratado muy mal y era adicta al alcoholismo y a las drogas y había muerto unos cinco años antes por alcoholismo y drogas.

Ella habló de Bruno cuando era niño y dijo que a él le gustaba ir a La Paz, en Baja California, y jugar con sus primos y que siempre quiso ser mejor que los otros niños y siempre quiso cosas caras y ella no podía permitírselo porque ella era el sostén de la familia y tenía muy poco dinero para cuidar a tres niños pequeños.

Dijo que a Bruno se le había dado la oportunidad de estudiar actuación en Televisa en la Ciudad de México cuando tenía 19 años y fue cuando salió de Los Cabos.

También me preguntó si sabía que tenía un problema de drogas. Esto me sorprendió y le pregunté por qué me preguntaba esto.

Ella me dijo que unos tres años antes estaba trabajando en Puerto Vallarta en un agente de bienes raíces y

Tenía un hermoso departamento allí. Al parecer, había comenzado a tomar drogas y su jefe se preocupó. No se había presentado a trabajar en un par de días, por lo que su jefe fue a su departamento a buscarlo. Lo encontró con una sobredosis e inmediatamente llamó a una ambulancia. Luego se puso en contacto con su madre y ella se fue de inmediato a Vallarta.

Ella me dijo que lo trajo a Guadalajara y lo ingresó en un centro de rehabilitación de drogas. Ella dijo que el centro era inútil ya que él no quería quedarse allí, por lo que le permitieron irse.

SE ACABO LA FIESTA

Admití que sabía que él tomaba cocaína y que si ella lo encontraba, sería mejor para ella obligarlo a regresar a Los Cabos y admitirlo en un centro que no lo dejaría salir hasta que se curara de su adicción. Ella dijo que tendría que reunir a la familia y discutir esto porque estos centros eran caros.

Ella me dijo que se había separado del padre de Bruno y se había mudado a Los Cabos para comenzar una nueva vida cuando tenía unos tres años. Mientras me contaba su historia, sollozaba todo el tiempo. Me sentí horrible y lo siento mucho por ella. Ahora había descubierto que su hijo estaba infectado con SIDA. Me sentí mal porque tuve que darle la noticia.

Temprano a la mañana siguiente salimos para ir a ver a la doctora Claudia. La madre de Bruno y yo fuimos a su oficina y estuvimos allí durante dos horas. El médico le contó todo sobre su caso y me contó cómo lo había ayudado durante su tiempo dentro y fuera del hospital.

"¿Va a morir?", Preguntó su madre.

"No si continúa con su medicación", respondió el médico. "Él puede vivir una vida normal mientras reciba tratamiento".

"Pero tengo que encontrarlo", dijo. "Todo lo que sé es que él está en Puerto Vallarta. Es como buscar una aguja en un pajar."

"No se preocupe", dijo el médico. "Tengo contactos en Vallarta que pueden encontrarlo. Espera mientras hago una llamada telefónica.

El médico llamó a una enfermera que trabaja con enfermos de SIDA en Puerto Vallarta y que también conocía a Bruno.

La enfermera, Sandra, una transexual, le dijo a la doctora Claudia que sabía dónde estaba porque él había acudido a ella sintiéndose enferma. Ella dijo que había sido ingresado en el hospital.

La doctora Claudia explicó que tenía a su madre en su oficina y que su madre se iría a Puerto Vallarta por la tarde para buscar a su hijo y que Sandra podría ayudarla.

Se hicieron arreglos para que la madre de Bruno llamara a Sandra a su llegada a Vallarta y pudieran reunirse en la estación de autobuses y ella podría llevarla a verlo.

Esto fue un gran alivio para la madre de Bruno y demuestra que vivimos en un mundo pequeño.

Después de la reunión con la doctora Claudia fuimos a ver al psicólogo. Esperé afuera mientras su madre entraba a la oficina. Ella estuvo con él durante una hora.

Ella salió de Guadalajara la misma tarde a Puerto Vallarta. Ella me dijo que me llamaría tan pronto como tuviera alguna noticia.

Recibí su llamada a las 10 de la noche esa noche. Había conocido a Sandra y cuando llegaron al hospital, Bruno se iba. Hubo una reunión llorosa, pero madre e hijo ahora estaban juntos de nuevo.

Pensé que nunca volvería a hablarme o que querría tener algo que ver conmigo ahora que su familia sabía lo que le pasaba. Había mantenido esto en secreto por tanto tiempo. Para mí, lo más importante era que su familia ahora estaba involucrada en su vida y esto ayudaría a salvar su vida y tal vez algún día se daría cuenta de esto.

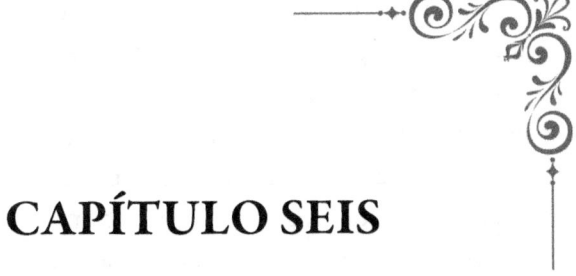

CAPÍTULO SEIS

Me demostró que estaba equivocado porque al día siguiente me llamó y me agradeció por decirle a su madre. Dijo que nunca se dio cuenta de que era un verdadero amigo y que nunca había tenido un amigo como yo y que quería que nuestra amistad continuara, a pesar de lo que había sucedido entre nosotros en el pasado. Dijo que no podía soportar la idea de perder mi amistad y ¿lo perdonaría?

Le dije que mi mayor preocupación era su salud y que no había nada que perdonar. Le dije que para eso estaban los amigos.

Todos los días a partir de entonces, me llamaba o me enviaba mensajes de texto sin dejar de decirme cómo estaban él y su madre.

Dos semanas después, recibí una llamada de su madre diciendo que se había enfermado gravemente y que ella no sabía qué hacer. Le aconsejé que regresara con él a Guadalajara porque necesitaba tratamiento y que los médicos del centro de salud y la unidad de SIDA del Hospital Civil conocieran su caso.

Ella dijo que no tenía suficiente dinero para pagar el viaje, así que le dije que les conseguiría los boletos de autobús al día siguiente porque había llamado tarde el sábado por la noche y no había ningún lugar abierto donde pudiera comprar los boletos

Me levanté temprano a la mañana siguiente, era domingo, y fui al centro a pagar sus boletos. Tan pronto como se hizo esto, la llamé y le di todos los detalles de lo que tenían que hacer para recoger los boletos en la estación de autobuses en Vallarta.

Justo antes de que llegaran, recibí una llamada de Bruno que me decía que el autobús había llegado a la estación de autobuses de Zapopan. Le dije que se bajara del autobús y tomara un taxi hasta mi casa y que lo pagaría.

Llegaron media hora después.

Cuando abrí la puerta no podía creer lo que vi parado frente a mí. Allí estaba alguien a quien apenas podía reconocer. Era terriblemente delgado y demacrado y apenas podía ponerse de pie. Le dije a su madre que necesitaba ir al hospital. Inmediatamente. Dijo que quería ver algo en la televisión.

Por ahora, el taxi se había ido, así que corrí dos cuadras y tomé otra y lo llevamos al hospital. Fue ingresado de inmediato. Esto fue tres días antes de mi cumpleaños y su madre se quedó junto a su cama.

Fui a visitarlo todos los días tan pronto como había terminado el trabajo y siempre me quedaba hasta tarde. La noche de mi cumpleaños me quedé toda la noche junto a su cama con su madre porque estaba muy enfermo y no pensamos que lo lograría.

Estaba en la unidad de SIDA y los médicos dijeron que la tuberculosis había regresado y que su condición era crítica. Dijeron que estaba re infectado con tuberculosis porque no había seguido con su tratamiento. Pregunté si iba a morir y respondieron diciendo que tenía cincuenta y cincuenta posibilidades de supervivencia, pero que si lo superaba nunca volvería a bailar. Solo podíamos esperar y rezar. Estaba reviviendo los días en que Juan había estado tan enfermo con lo mismo siete años antes y en el mismo lugar. ¡Esto fue como una pesadilla recurrente!

No estoy seguro de si había ocurrido otro milagro o no, pero le recé nuevamente a la Virgen de Guadalupe para que salvara su vida como lo había hecho cuando Juan estaba en la misma posición.

Mis oraciones fueron respondidas y tres semanas después a Bruno se le permitió salir del hospital. Todavía estaba muy débil y yo solía ponerle sus inyecciones todas las mañanas a las 7 de la mañana antes de ir a trabajar. Su madre estaba con él en casa para que ella pudiera atender sus necesidades durante el día. Muchas veces me llamaba al trabajo cuando su condición empeoraba y siempre le decía que llamara a una ambulancia porque necesitaba que lo llevaran de vuelta al hospital. Su condición aún era muy delicada.

Juan, por supuesto, siempre estaba en contacto conmigo preguntándome cómo estaban las cosas. Un fin de semana vino a visitarme y a ver cómo estaba Bruno, pero Bruno me dijo que no quería que Juan lo viera en su condición y me rogó que no lo dejara entrar a la casa.

Juan siempre ha sido muy bueno conmigo cuando tuve problemas y me sentí mal por tener que decirle que no podía Entra en la casa. Sentí que tenía que respetar los deseos de Bruno, pero fue difícil en ese momento.

No tomó muy bien las noticias y dijo que no podía entender por qué tenía que recibir órdenes de alguien, especialmente cuando Bruno estaba en mi casa. Dijo que Bruno me estaba manipulando. Le pedí que intentara entender y aceptó a regañadientes.

Un día tuve que dejar el trabajo de repente cuando recibí una llamada telefónica de la madre de Bruno diciéndome que había empeorado. Cuando llegué a casa, tenía sudores fríos y calientes y temblaba incontrolablemente, gritando que estaba sufriendo y usando el lenguaje más sucio posible. Llamé a la doctora Claudia y le expliqué su estado y ella me aconsejó que lo llevara directamente al hospital, ya que podría sufrir un ataque al corazón.

Llamé a los servicios de emergencia y una ambulancia llegó en cuestión de minutos. Los paramédicos dijeron que su estado se había deteriorado y que necesitaba hospitalización de inmediato.

Su madre, por ahora, estaba loca de preocupación y yo también. Fue un trauma para los dos. Fue readmitido en la unidad de SIDA donde nos dijeron que tenía neumonía. Estuvo en el hospital nuevamente por otras tres semanas. Durante ese tiempo tuvo que recibir varias transfusiones de sangre para intentar ayudarlo a salvar su vida. Sinceramente, no sé cómo sobrevivió.

Regresó a mi casa nuevamente y continué con sus inyecciones. Su madre y yo pensamos que iba a morir y los dos pensamos que moriría en mi casa.

Su tío y su tía vinieron de Los Cabos a visitarlo, al igual que sus primos y una tía de Mazatlán en Sinaloa.

Poco a poco comenzó a recuperarse. Podía levantarse de la cama para ir al baño y, a veces, se sentaba en la sala de estar y miraba la televisión. Su apetito mejoró y ahora estaba comiendo de nuevo y estaba engordando.

Parecía que estaba en el camino de la recuperación, aunque en el fondo de mi mente pensé que recibiría otra llamada telefónica en el trabajo diciéndome que había empeorado otra vez.

Para agosto, su madre dijo que pensaba que sería mejor para ella llevarlo a casa a Los Cabos y cuidarlo allí. Le dije que primero necesitaba hablar con sus médicos.

Acordaron que no habría ningún problema, pero que ella debía asegurarse de que él asistiera a la unidad de SIDA allí y organizaron toda la documentación para transferir sus registros médicos.

No tenía mucha ropa, ya que había dejado la mayoría de ellas en el departamento de Osiris cuando vivía con él. Había llamado a Osiris algunas semanas antes, pero no me dejaba tenerlas. Me dijo que Bruno tenía que ir a recogerlos él mismo. No tenía idea de con qué estaba sufriendo Bruno. Le expliqué esto a la madre de Bruno, así que llamó a Osiris y les dijo que los recogería. Había arreglado ver a su novio en Chapala.

La semana antes de que ella y Bruno llegaran a Guadalajara, entonces conoció a Osiris allí y recogió las pertenencias de Bruno.

Unos días antes de que Bruno y su madre se fueran, su hermano llamó por teléfono y nos dijo que su esposa había dado a luz a una niña. Bruno estaba loco por esta noticia y dijo que no podía esperar para ver a su nueva sobrina.

El 16 de septiembre, Bruno y su madre salieron de mi casa a Los Cabos. Su madre dijo que me llamaría tan pronto como llegaran. Habían estado conmigo durante tres meses y medio y, a pesar de todos los traumas durante esos tres meses, sabía que los iba a extrañar a ambos. Me había acostumbrado a volver a casa del trabajo a las comidas que su madre había preparado y también me había acostumbrado a tener compañía.

CAPÍTULO SIETE

Su madre me llamó tan pronto como llegaron a Los Cabos y se mantuvo en contacto conmigo todos los días por teléfono o mensajes de texto.

Fui invitado a pasar la Navidad en Los Cabos y acepté. Siempre quise visitar Los Cabos como lo había visto en los programas de televisión y también quería volver a verlo.

Planeaba pasar seis días allí con él y su familia y Año Nuevo con Juan y su familia en San Martín. Sin embargo, Juan no estaba nada contento cuando le conté mis planes y le dije que pensaba más en la familia de Bruno que en la suya. Esto era absurdo ya que siempre había pasado la temporada festiva con él y su familia desde que lo conocía. Lo puse en celos por su parte.

Llegué al aeropuerto de San José a primera hora de la tarde del 23 de diciembre de 2009. Su hermano, Miguel, y él nos estaban esperando en el aeropuerto para que pudieran llevarme a Cabo San Lucas, donde vivían. Nunca había conocido a su hermano, así que estaba un poco nervioso. Habíamos hablado por teléfono cuando le conté sobre el estado de salud de Bruno en junio. No era un poco como Bruno. Era un poco más gordito, pequeño y redondo en la cara. También era un año menor que Bruno. No había visto a Bruno en casi tres meses, así que fue una reunión emocional. Se veía mucho mejor que la última vez que lo

vi. Había recuperado su peso y su apariencia era la que yo conocía cuando nos conocimos. No parecía que estuviera enfermo en absoluto. Tomé una cerveza con su hermano y luego salimos del aeropuerto para ir a su casa.

En el camino, nos detuvimos para comprar cervezas y su hermano me agradeció por salvarle la vida a Bruno. Dijo que me llevaría a donde trabajaba, que no estaba lejos del aeropuerto. Dijo que trabajaba para un magnate petrolero texano que tenía un yate y que él era el piloto.

Me sorprendió cuando llegamos al muelle donde estaba amarrado el yate. Fue enorme Me pidieron que subiera a bordo pero que me quitara los zapatos antes de hacerlo como su hermano no quería que dejara marcas de zapatos en los pisos de madera altamente pulidos. Nunca en mi vida había subido a un yate, solo en mis sueños, y me sentí muy privilegiado de hacerlo. La cubierta de madera brillaba como un espejo a la luz del sol, tanto que podía ver mi reflejo en ella.

Me dieron un recorrido por el yate y me sentí como de la realeza. Su hermano me mostró todo y yo estaba particularmente interesado en el puente. Todo el equipo de navegación fue computarizado. Una vez que terminó la gira, me dio una camisa polo blanco, una camisa azul real de manga corta y una gorra de béisbol azul oscuro con el nombre del yate, MS B Haven, bordado en ellas.

De camino a su casa, el hermano de Bruno comentó sobre su apariencia. Él dijo: "¿Con qué hombre o mujer querría salir con mi hermano con una cara como esa?" Se refería a las manchas de acné que cubrían la cara de Bruno. Ignoré los comentarios y solo pensé que su hermano ignoraba el hecho de cómo algunas personas se ven afectadas por el SIDA y el tratamiento que están recibiendo.

Finalmente, llegamos a su casa donde la madre de Bruno estaba esperando. Nos abrazamos y ella estaba muy feliz de verme. Ella tomó una foto de mí y Bruno junto al árbol de Navidad. Ella me presentó a la novia de su hermano, que vivía con ellos con la nueva hija que ahora tiene casi tres meses, y a su hermana Margarita. Eran muy amables y apreciaban lo que había hecho por él durante su enfermedad.

Incluso sus dos perros, un pit bull y un mestizo, que parecía una fregona, me llevaron.

Después de las presentaciones, Bruno quería mostrarme los alrededores y me llevó al centro.

Ya no podía creer que estaba en México porque el centro de Cabo San Lucas es diferente a otros lugares que conozco en México. Todas las tiendas y los letreros de las calles estaban escritos en inglés y, en todas partes, los precios en dólares estadounidenses. Nunca he estado en los Estados Unidos, pero imaginé que sería más o menos como Los Cabos. Incluso los lugareños hablaban inglés con acento estadounidense.

Fuimos al Señor Frogs y algunos bares más, caminamos por el puerto y luego volvimos a su casa para pasar la noche. Este había sido mi primer contacto con Los Cabos.

Durante el día de Nochebuena, nos quedamos en su casa y me presentaron a sus vecinos. Su madre había preparado la cena de Navidad para esa noche, en

México es tradición celebrar la cena de Navidad tarde en la noche de Nochebuena.

Cenamos afuera con otros miembros de su familia y, aunque hacía frío, disfrutamos los fuegos artificiales y las galletas. Nos quedamos afuera hablando y bebiendo hasta las 3 de la madrugada.

El día de Navidad pasó nuevamente en su casa y luego en la casa de su hermana y por la noche decidimos ir al cine para ver la actividad paranormal. La película nos asustó mucho a los dos.

El 26 de diciembre llevamos a su sobrino, Miguel, al centro a desayunar en una cafetería cerca del puerto. Uno de

Los vecinos de Bruno tenían un pequeño bote con fondo de cristal en el que solía que los turistas vieran los peces, bucearan y visitaran los Cabos, un lugar turístico (conocido como Land's End en inglés). Fue un viaje muy interesante y fuimos a Mango Deck, un bar restaurante en la playa cerca del centro. Disfrutamos el día tomando unas copas y aprovechando el clima y el océano.

El lugar estaba lleno de turistas estadounidenses que habían llegado en un crucero y era caro. ¡Una cerveza cuesta 60 pesos!

El entretenimiento fue proporcionado por un mexicano de habla inglesa que nos invitó a participar en un juego en el que teníamos que adivinar la canción que iban a tocar con solo tocar las primeras notas de la introducción. Adiviné el primero gritando "¡Mango Deck!" Y el nombre de la canción, que en este caso era Dancing Queen de Abba. Adivinamos algunos más pero no lo suficiente como para ganar el premio de una botella de tequila. En general, fue un buen día.

Durante esas vacaciones noté un gran cambio en él. Se había convertido en un joven muy diferente. Él era recuperándose de la tuberculosis mientras su madre lo cuidaba. Estaba comiendo bien y viviendo bien.

Vi un lado de él que no había visto cuando vivía conmigo en Guadalajara.

SE ACABO LA FIESTA

Estaba, donde debería estar, con su familia. Esto es lo que necesitaba, el apoyo y la comprensión de su familia y no de sus llamados amigos en Guadalajara. Estaba lejos del inframundo de las drogas y se estaba beneficiando de ello. Por fin estaba viviendo una vida normal. Estaba feliz de ver esto y me sentí más relajado y aliviado de la carga que había sufrido durante todo el tiempo que lo había conocido.

Pronto llegó el momento de regresar a Guadalajara y le dije adiós triste y su tío me llevó al aeropuerto donde tomé mi avión de regreso a casa. Me hubiera gustado pasar más tiempo con él, ya que había pasado tan rápido.

Pasé las celebraciones de Año Nuevo con Juan y su familia.

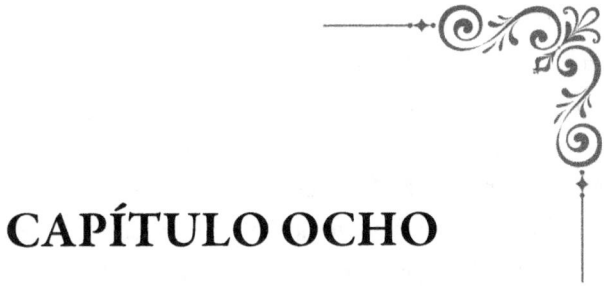

CAPÍTULO OCHO

La vida volvió gradualmente a la normalidad y me acostumbré a mi rutina diaria. Bruno y yo nos mantuvimos en contacto diariamente por teléfono.

Me llamó para decirme que estaba ayudando a su hermano en el yate y que lo mantenía ocupado y que le pagaban por ello. Dijo que había visto las ballenas mientras trabajaba en el yate y que fue una pena que no pudiera visitarlo en febrero cuando las ballenas están allí.

Tendría treinta años el 28 de abril y quería que volviera a Los Cabos para celebrar con él, ya que su familia iba a organizar una gran fiesta. Le dije que haría lo mejor que pudiera y arreglé tomarme un descanso del trabajo por unos días para poder estar allí.

También dijo que quería regresar a Guadalajara y que quería seguir estudiando inglés y también entrenarse para convertirse en un maestro de español, enseñando inglés a los extranjeros aquí.

Estaba un poco cauteloso al respecto porque tenía la sensación de que una vez que regresara a Guadalajara, buscaría a sus viejos amigos y volvería a las drogas. Le dije que tendría que pensarlo seriamente. También le dije que tendría que hablar con su familia al respecto. No quería volver a todos los problemas anteriores y preocuparme.

Sabía que podía darle una beca gratuita donde trabajaba y que él podría tomar un curso de capacitación docente. Investigué en el trabajo y descubrí que el próximo

El curso de formación de profesores de español comenzaría en mayo y finalizaría en agosto.

La próxima vez que lo llamé por teléfono, le dije que podía arreglar algo para él aquí, pero tenía que contar con la aprobación de su familia para que regresara, entendiendo que si volvía a las drogas, eso sería todo. Perdería mi amistad y me lavaría las manos. Tenía que estar seguro de que continuaría con su tratamiento para el SIDA. Había terminado su tratamiento para la tuberculosis en febrero.

Tuve una larga conversación con su madre por teléfono y ella estaba convencida de que se había convertido en un personaje reformado.

No tenía suficiente dinero para pagar dos boletos de avión, así que le pedí al banco un pequeño préstamo para poder visitarlo y traerlo de regreso a Guadalajara.

Cuando Juan descubrió lo que pretendía hacer, cayó al techo. Dijo que no podía entender por qué quería traerlo de regreso y que iba a perder a todos mis amigos debido a un drogadicto. Le dije a Juan que Bruno había cambiado y que no me creería. Dijo que la gente como Bruno nunca cambia.

El préstamo llegó demasiado tarde para que pudiera obtener un boleto de avión a tiempo para su cumpleaños, así que llegué un día tarde y me perdí la fiesta.

"No importa", dijo, cuando llegué. "Todo lo que importa es que estás aquí ahora".

Me quedé en Los Cabos por cuatro noches y durante ese tiempo, la novia de su hermano me dijo que pensaba que estaba cometiendo un error al llevar a Bruno conmigo a Guadalajara. Ella me dijo que su hermano no solo bebía mucho, sino que también tomaba drogas. No lo podía creer. ¿Por qué no me había dicho esto la última vez que fui allí en Navidad?

Antes de partir para el viaje de regreso a Guadalajara, reforcé mis condiciones con su madre.

Salimos de Los Cabos el 4 de mayo de 2011, unos días antes de que comenzara su curso de formación de maestros y regresáramos a Guadalajara.

Comenzó el curso, que duró tres meses, y su instructor me dijo que era un muy buen estudiante. Recibió su diploma. Ahora era un profesor de español calificado.

Juan vino a visitarlo un fin de semana y Bruno le dijo que quería hacer las paces con él. Juan estuvo de acuerdo pero mantuvo su distancia ya que nunca podría confiar en él.

Durante su curso, en junio de 2011, dejó su clase de capacitación de maestros temprano sin decirme, para participar en la marcha del Orgullo Gay. Quería aparecer en una de las carrozas de carnaval como un bailarín gogo usando nada más que calzoncillos. Solo descubrí dónde había estado cuando uno de mis amigos me dijo que lo habían visto en el desfile y me mostró una foto que habían tomado. No regresó a casa esa noche.

Me preguntaba si había vuelto a su antiguo grupo de amigos drogadictos, pero cuando regresó a casa al día siguiente parecía normal. No parecía que hubiera estado drogado o sufriera una resaca. No le dije nada sobre dónde había pasado la noche y tampoco me lo dijo.

En agosto, me dijo que había sido invitado a la fiesta de cumpleaños de Osiris. Ahora tenía mis sospechas sobre lo que sucedería en la fiesta. Osiris había sido un conocido suyo durante unos dos años. Era un hombre gay de unos cuarenta y cinco años y vivía solo en el área de la ciudad que era conocida por los traficantes de drogas, y trabajaba en un aparcamiento público en el centro de la ciudad. Pensé que había cambiado, pero debería haberlo sabido mejor que haberle permitido regresar conmigo a Guadalajara.

Decidí ir a visitar a Juan a San Martín ese fin de semana y dejar que continuara con eso. No podría estar en Guadalajara preocupándome de nuevo por la enfermedad y perdiendo el sueño preguntándome qué podría estar haciendo.

Regresé temprano al día siguiente para encontrarlo en casa viendo televisión y sin sufrir resaca ni drogas. Me dijo que la fiesta había sido cancelada en el último minuto y que había decidido quedarse en casa. Pensé que esto era extraño, pero tuve que aceptar su palabra y no le pregunté sobre nada, ya que solo habría causado una discusión.

Una ex alumna mía tenía una escuela de baile en los Estados Unidos y le había hablado de Bruno. También trabajó en un gimnasio en Zapopan y dijo que estaría interesada en reunirse con Bruno para ver si podía organizar un trabajo para él como instructor en el gimnasio.

Hablé con él sobre esto y él estaba muy interesado, así que fui con él a conocerla. Él le instruyó una de las clases para que ella pudiera ver cómo era él. Le gustó lo que vio y le ofreció un trabajo a tiempo parcial. Esto era mejor que nada y tendría algo para ocupar su tiempo en lugar de quedarse en casa sin hacer nada.

Sin embargo, esto no duró mucho porque en septiembre comenzó a desaparecer de nuevo por días y no me llamó para avisarme que estaba bien. El gimnasio mantenido llamando a mi casa preguntando por qué no se había presentado. Finalmente, lo despidieron.

A fines de septiembre me dijo que había conseguido un trabajo en Puerto Escondido y que iba a trabajar allí durante tres meses. No me dijeron hasta una hora antes de que se fuera. Empacó toda su ropa y se fue y no volví a saber nada de él.

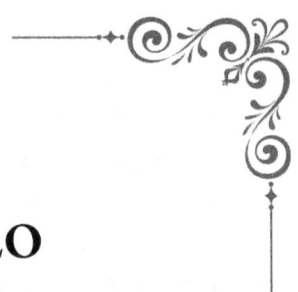

CAPÍTULO NUEVE

Alrededor de la medianoche del 6 de abril de 2011, el teléfono comenzó a sonar. Cuando respondí, una voz preguntó: "¿Puedo hablar con David?"

Le pregunté: "¿Quién llama?"

"Es Bruno", respondió la voz.

"Oh, Dios mío", le dije. "¿Cómo estás? ¿Dónde estás? "Me sorprendió tanto que recibí esta llamada de él después de no tener noticias suyas durante casi siete meses.

"Estoy en la estación de autobuses de Zapopan", dijo. "Acabo de regresar de Oaxaca y me gustaría verte. Necesitamos hablar."

"Bueno", dije. "Es tarde y tengo que levantarme temprano mañana por la mañana para ir a trabajar. Llame mañana por la noche a eso de las nueve y luego hablaré con usted y arreglaré algo."

"Está bien", dijo y colgó.

Había organizado unas vacaciones la semana siguiente para ir a Barra de Navidad en la costa del Pacífico, con Juan, por lo que Bruno tendría que esperar hasta que volviera antes de poder verlo. No iba a dejar todo solo porque él quisiera verme ahora. Después de todo, no había estado en contacto por mucho tiempo. También pensé que solo me estaba buscando porque quería un lugar para vivir o quería dinero y no iba a aguantar eso de nuevo. A estas alturas ya había tenido suficiente de sus juegos. Parecía que solo vino a buscarme cuando necesitaba algo.

"Bueno", pensé. "Esta vez puede quedarse con sus amigos. No me necesitaba ni quería conocerme cuando estaba con ellos."

Me llamó la noche siguiente y le expliqué que me iba a ir por unos días y que lo llamaría cuando volviera y que acordaríamos encontrarnos. Estuvo de acuerdo y lo dejé así.

Me fui de vacaciones pero no le dije a Juan que Bruno había vuelto a Guadalajara y que quería verme, ya que sabía cómo habría reaccionado. Sin embargo, durante las vacaciones no podía dejar de pensar en Bruno y en cómo serían las cosas cuando lo volviera a ver.

El día después de regresar de vacaciones, llamé a Bruno y le dije que podíamos vernos, pero que no quería ningún problema. Dijo que solo quería hablar.

Al día siguiente sonó el timbre y estaba un poco nervioso por volver a verlo. Cuando abrí la puerta, él se quedó allí como si hubiera sido ayer cuando nos vimos por última vez. Lo invité y me abrazó y dijo lo contento que estaba de volver a verme y me preguntó cómo estaba. Se quedó unas dos horas y conversamos durante un buen rato sobre su trabajo en Puerto Escondido.

"Necesitaba verte de nuevo", dijo. "Te he extrañado mucho y he tenido tiempo de reflexionar sobre lo mal que te he tratado en el pasado. Siempre has estado ahí por mí y nunca me decepciones y te he tratado como mierda."

"Estas cosas pasan", dije. "También he tenido tiempo de reflexionar. El David que estás viendo ahora no es el mismo David que conociste cuando te fuiste en septiembre pasado. La persona está muerta. Y tenía dos pensamientos sobre si quería o no verte de nuevo."

"Después de mi show en la víspera de Año Nuevo", dijo. "Me sentía miserable y sola y no tenía a nadie con quien celebrar. Está bien cuando haces un espectáculo, frente a una audiencia, frente a las luces brillantes. Pero cuando termina el espectáculo, también termina la fiesta. Su audiencia ha ido a celebrar con sus familias y amigos y el artista está olvidado. Fui a ver a un chamán y él me habló de ti. Dijo que tenía que contactarlo nuevamente tan pronto como volviera a Guadalajara para hacer las paces con usted. No quiero perder tu amistad. Me doy cuenta de lo bueno que has sido para mí."

Había escuchado todo esto antes en el pasado, así que le dije que podíamos seguir siendo amigos, pero que no podía volver a vivir conmigo, ya que pensé que era mejor tener algo de espacio. Le dije que ser amigos y no vivir juntos bajo el mismo techo probablemente funcionaría mejor. El acepto.

Me pareció muy extraño que hubiera ido a ver a un chamán y esto nuevamente me trajo recuerdos de la lectura que Clare me había dado en Inglaterra.

"Bruno debe ser la persona que me había estado buscando desde mi vida anterior", pensé, y comencé a poner dos y dos juntos Era obvio que estábamos destinados a encontrarnos.

Había sentido atracción por él la primera vez que lo había visto y me dijo que había sentido lo mismo pero que no podía explicar por qué.

Después de esa reunión comenzamos a vernos dos o tres veces por semana. Iríamos a Orage, un bar en Chapultepec, para tomar un par de copas y un juego de billar. A veces salíamos los fines de semana. La amistad entre estaba funcionando. Parecía ser mejor que antes. Ya no estábamos peleando y estábamos disfrutando de la compañía del otro. Me dijo que tenía su propio departamento en Tlaquepaque.

Fuimos a cenar al centro y fuimos a celebrar su trigésimo primer cumpleaños. Me dijo que iba a trabajar en Puerto Vallarta durante un mes, pero que volvería a contactarme cuando regresara para que pudiéramos seguir saliendo juntos. Le dije que estaría bien.

Hablé con él sobre su condición y le pregunté si todavía estaba tomando su medicamento. Dijo que sí, pero luego descubrí que estaba mintiendo nuevamente. Le dije lo que sucedería.

"Sabes, Bruno", le dije. "Si te acercas a alguien que tiene gripe o cualquier cosa infecciosa, podría ser fatal para ti si te infectas. Si puedes hacerme un favor, haz una cosa por mí."

"Cualquier cosa", respondió. "¿Cuál es el favor?"

"Me gustaría que vayas al hospital y me asegures de que estás bien", le dije. "Y comienza a tomar tu medicación nuevamente. Ya he perdido a un muy buen amigo por esta enfermedad y no quiero perderte."

Podía ver que estaba molesto y aceptó que haría esto por mí.

En julio fui con él al hospital y habló con los médicos de la unidad de VIH. Le dijeron que no había ido a su tratamiento durante más de un año, pero le aconsejaron que se hiciera algunos análisis de sangre para que pudieran ver qué medicamento recetar.

Me sentí mucho mejor sabiendo que al menos él había respetado mis deseos haciéndome este favor.

Fue a Puerto Vallarta en septiembre y se mantuvo en contacto por teléfono.

SE ACABO LA FIESTA

Su trabajo tuvo que terminar una semana antes de que terminara debido a un huracán que se pronostica que golpeará la costa. El hotel dijo que sería mejor que todos regresaran a sus hogares por seguridad.

Comenzamos a salir nuevamente y fuimos a las Fiestas de Octubre en octubre y nuevamente en noviembre.

En la última visita a las fiestas, nos tomamos una foto juntos. Esta fue la última foto que habría tomado con él.

A principios de noviembre, salimos como siempre un sábado por la noche al Orage y tuvimos un juego de billar y un par de copas. Regresé a mi casa y él volvió a la suya. Bueno, pensé que lo había hecho porque tomó un taxi.

En medio de la noche recibí una llamada en mi teléfono celular.

"Manténgase alejado de mi esposo", gritó una voz femenina.

"¿De qué mierda estás hablando?", Pregunté.

"Bruno", dijo. "Mantente alejado de él". Colgó.

La próxima vez que lo vi le pregunté quién era esta mujer.

"Oh, ella es una vecina", dijo. "Está loca."

"Mira", le dije. "¿Por qué un vecino debería llamarme a las cuatro de la mañana y decirme que me mantenga alejado de ti? ¿Ella es tu novia?

"No tengo novia", respondió.

"No nací ayer y no quiero discutir contigo", dije. "Pero si tienes novia y te está causando problemas porque sales conmigo, es mejor que no salgamos juntos".

"Te lo dije", dijo. "Ella no es mi novia. Hablaré con ella."

Al día siguiente lo llamé al número de teléfono de su casa y él respondió. Escuché la voz de una señorita preguntarle quién era. Él le dijo que no lo sabía y que podía escucharlos hablar porque había dejado el teléfono descolgado y escuché lo que decían. Ella le mencionó mi nombre y él negó conocerme. Colgué el auricular porque no quería escuchar nada más. Ya había escuchado suficiente.

Algunos días después él estaba conmigo en casa. No mencioné nada de lo que había escuchado. Recibí una llamada telefónica de ella preguntándole por él. Obviamente le había dado mi número. Lo puse al teléfono.

"Te he dicho que no me molestes", dijo. "Y no tienes derechos llamando aquí. Este es un número privado. ¡Ningún hombre en su sano juicio saldría contigo porque eres gordo y feo y una jodida fichera! ¡Déjame en paz! "Él cerró el teléfono de golpe.

"Bruno", le dije. "No soy estúpido ni estoy interesado en si es tu novia o no, pero parece extraño que constantemente te llame por teléfono y me pida que me mantenga alejado de ti. Si no estás en una relación con ella, ¿por qué sigue haciendo esto? Por favor no me involucre en sus problemas personales."

Hablé con él sobre ella y le dije que si él estaba en una relación, debería decirle que era VIH positivo y que esperaba que estuviera usando condones.

Él todavía negó que estuviera en una relación y me dijo que no le dijera si ella me contactó nuevamente. Le dije que era su responsabilidad.

"¿Qué va a pasar si queda embarazada?", Pregunté. "El bebé nacerá infectado. ¿Crees que eso es justo para un niño no nacido? "

El no respondió. Se había obsesionado con tener que usar un condón porque dijo que no obtenía el mismo placer del sexo cuando usaba un condón y prefería el sexo inseguro. ¡Era como tratar de hablar con una pared de ladrillos!

SE ACABO LA FIESTA

El 24 de noviembre vino a mi casa a las 9 de la mañana y luego fuimos a almorzar a un restaurante japonés cercano. Le gustaba mucho la comida japonesa. Más tarde, fuimos al Orage para un juego de billar y algunas bebidas.

"Quiero pasar Navidad contigo este año", dijo. "Se compensará el año pasado".

"Está bien", le dije. Eso sonaba como una buena idea.

Esa fue la última vez que lo vi con vida.

Unos días después, recibí un mensaje de texto muy fuerte de esta mujer que decía ser su novia. El mensaje decía: "Me da vergüenza tener que preguntar que te mantengas alejado de Bruno. Siempre discutimos después de que él haya salido contigo. Vuelve a casa borracho y peleamos. Dice que solo sale contigo porque siente pena porque vivas solo en Guadalajara sin amigos."

Estaba muy molesto cuando lo leí y respondí: "No sé quién eres, señorita, o por qué sigues molestándome, pero conozco a Bruno más tiempo que tú y, de hecho, no lo he visto así. Semana ya que he estado fuera de la ciudad. Si alguien siente pena, soy yo quien siente pena por él en su condición (no dije cuál era su condición). Déjame decirte que no estoy solo en Guadalajara y que tengo muchos amigos que son mejores amigos que él. Él solo viene a buscarme para que pueda pagar su noche de fiesta porque nunca tiene dinero. Sugiero que lo mejor que podemos hacer para aclarar este asunto es que los tres nos reunamos en algún lugar del centro y aclaremos todo. Si no puede hacerlo, no me envíe más mensajes ni se ponga en contacto conmigo nuevamente o lo reportaré a las autoridades por ser una molestia."

No recibí más comunicación de ella o él.

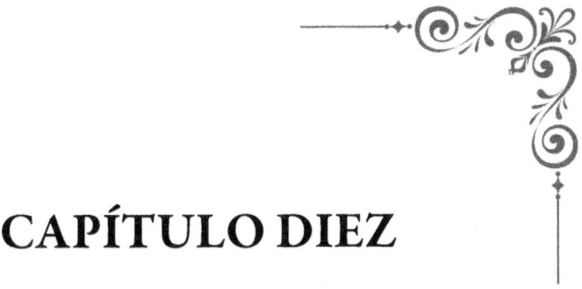

CAPÍTULO DIEZ

La noche del 5 de marzo de 2012, estaba en la cama viendo una película en la televisión por cable. Era casi medianoche y mi perrito, Chula, un cocker, estaba acostado en la cama conmigo. Ella comenzó a gruñir, lo cual era inusual para ella, y miró hacia la sala de estar. Salí de la cama para ver a qué estaba gruñendo. No había nadie en la casa excepto ella y yo. Tuve una sensación extraña y sentí una presencia misteriosa y la habitación se enfrió. Tengo la piel de gallina. Regresé a ver la película. El perro seguía gruñendo e irritable. Saltó de la cama y corrió hacia la sala de estar. De repente, volvió temblando como si algo la hubiera asustado. Esto, a su vez, me asustó. No había nadie más aquí.

Unos cinco minutos después, la sensación de frío en la habitación desapareció, el perro se relajó y todo volvió a la normalidad. Tenía la sensación de que algo malo había sucedido e inmediatamente pensé que Bruno había muerto.

Llamé a Juan Carlos al día siguiente y le conté lo que había sucedido esa noche y me dijo que había estado imaginando cosas.

Todavía no he sabido nada de Bruno desde el 24 de noviembre. Estaba revisando mis correos electrónicos el 4 de mayo cuando el mensajero comenzó a parpadear indicando que había recibido un mensaje. Abrí el mensaje y era del hermano de Bruno en Los Cabos. El mensaje decía:

"Hola David. Bruno falleció hace dos meses.

No podía creer lo que estaba leyendo y tuve que leerlo una y otra vez. Entré en estado de shock.

Escribí un mensaje inmediatamente a su hermano preguntándole qué había pasado. No recibí una respuesta. Lo intenté y lo intenté nuevamente enviando mensaje tras mensaje, pero no obtuve respuesta. Llamé al teléfono celular y al teléfono de su madre, pero nadie respondió. No pude asimilar esto.

"¿Por qué ninguno de su familia me dijo que estaba enfermo? ¿Por qué lo han dejado tan tarde para decirme que está muerto? Seguí pensando. Pensé que lo menos que podían haber hecho era haberme avisado para poder haber estado con él, para poder tener se despidió de él. Había sido su mejor amigo. ¡Estaba afligido!

No sabía qué hacer para averiguar más detalles de su muerte o a quién podría preguntar. Había perdido contacto con Clare algunos años antes y no tenía idea de cómo podría ponerme en contacto con ella para pedirle consejo y orientación.

Un día algo seguía jugando en mi mente. Era como si alguien o algo me estuviera diciendo que la contactara. Entonces, decidí buscarla en Internet. Pensé que, como era una clarividente muy conocida en el Reino Unido, debía tener una página web.

Busqué y busqué, ¡entonces bingo! Encontré su sitio web. Le envié un mensaje y un día después recibí una respuesta de ella. Se sorprendió de haber tenido noticias mías y me preguntó cómo la había encontrado después de todos estos años. Le expliqué lo que había sucedido y le pregunté si podía leerme a través de Internet. Ella me dijo que le enviara una foto de Bruno y que trataría de contactarlo. Me pidió que le diera una semana y me enviaba la lectura.

No tuve que esperar una semana. Recibí la lectura unos días después. Esta es la lectura:

"Hay muchos giros y vueltas en tu vida actual. No se puede decir que la primera vez que te fuiste a vivir a México tu decisión fue fácil, más bien hubo un sentimiento de desesperación por encontrar algo de felicidad personal y escapar de las condiciones o situaciones en Brixham. Hubo un fuerte tirón para dejar atrás una vida que sentías que te frenaba en algún nivel y México parecía dar la respuesta a muchas preguntas que giraban en tu cabeza.

Un hombre inteligente, con una gran personalidad para igualar, atrae a las personas hacia usted como moscas alrededor de un tarro de miel. Su don para la comunicación ha atraído a muchas personas a su lado, pero junto con la estimulación visual, atrajo a aquellos hacia usted con un mínimo de motivos ocultos.

Siento que has sucumbido a la persuasión monetaria en más de una ocasión, y aquellos que te vieron venir también sintieron una gran atracción por ti porque eres carismático a los ojos de muchas personas más jóvenes que te vieron como algo de una respuesta a sus oraciones pero sin intenciones maliciosas de lastimarte.

Por alguna razón, el querido amigo que recientemente pasó a la Vida Superior quiere que sepas que realmente tenía sentimientos fuertes por ti, pero que no siempre fue capaz de mostrarte cómo se sentía. Se disculpa por sus obstinados modos y grados de secreto que de alguna manera te hicieron sentir como si fuera un acto deliberado de su familia para evitar cualquier contacto final entre ustedes dos. ¿Por qué querría preguntar si aprobaron su enlace con usted cuando parece que todo lo que quería hacer era ser parte de sus últimos días / semanas y haber hecho todo lo posible para facilitar su transición? Es posible que las preguntas sin respuesta nunca le brinden la tranquilidad que desea.

Veo trabajos en piedra de algún tipo y me pregunto si fue enterrado o incinerado. De cualquier manera, terminó sus días en una ciudad no muy lejos de donde vives, pero no me dan más que eso. Una apelación a su familia no le traerá alegría, y siento que hay algún grado de culpa que su familia le atribuye por alguna razón.

Sus días en México llegarán a su fin y se preguntará cada vez más si desea regresar a

Inglaterra. Es una posibilidad distinta que regrese a las especificaciones y honestamente decida si su pasado debe seguir siendo solo eso, su pasado. No me sorprendería saber que ya has estado luchando con esos pensamientos.

Tu amigo te recuerda algunas joyas que te servirían como recuerdo de su presencia en tu vida. No se me muestra qué es, aparte del hecho de que veo un collar de cuero negro con algún tipo de gota colgante, y creo que habría usado algo parecido a esa descripción. También veo lo que creo que podría ser una moto que deberías poder recordar.

Durante el tiempo que pasaste con este caballero, bueno, muchacho, de verdad, me di cuenta de que cuando te conociste, a veces habría sido un individuo de mente fuerte con una personalidad enérgica. ¡Había una sensación de lo dramático sobre él cuando necesitaba salirse con la suya! Algo me hace querer decir que él también tenía secretos de su familia.

SE ACABO LA FIESTA

Le pregunté a Espíritu y no puedo ver dónde está enterrado. Pero todo lo que necesitas hacer, David, es pedirle que se acerque en el estado de sueño y que te diga lo que necesitas saber. Puede que lo veas nuevamente como una persona completa, en forma y bien, y eso es porque ya no está atrapado en su cuerpo físico. Su espíritu es completo y está libre de cualquier obstáculo que lo llevó a su desaparición.

De hecho, no hay necesidad de encontrarlo para presentarle sus últimos respetos y despedirse porque no se ha ido. Él está en tu corazón, ¿no es así? Háblale. Sabes de qué se trataba tu relación. Con el tiempo, RECIBIRÁS tus respuestas, pero pueden llegar a ti de formas que no esperas. Lo olerás a tu alrededor en algún momento. Te darás cuenta de un cierto aroma que estaba asociado con él y sentiré aceite corporal / loción, algo de esa naturaleza.

Su fallecimiento es el catalizador para que realmente aceptes tu vida. Tienes que tomar una gran decisión: ¿me quedo o me voy? Mira 5 años por delante y busca en tu corazón. Eres una persona por derecho propio y, como tal, has llegado a una encrucijada en tu vida.

Te veo de vuelta en el Reino Unido. Los sentimientos que son tan importantes en tu mente no son solo sobre su fallecimiento; se trata de usted buscando su propia identidad y necesita sentirse amado. Si te sientas en la quietud y permites que tu propio espíritu interior, tu lado intuitivo salga a la superficie, obtendrás tus respuestas, porque la verdad siempre surge cuando el corazón duele y la mente está quieta.

Una nueva fase está en camino, David. Pero la elección tiene que ser tuya. No podemos decirle qué hacer y si no podemos darle las respuestas que está buscando, es solo porque son para que las encuentre en su propio tiempo.

Deja ir con amor el deseo de buscar y encontrar el lugar de descanso final de tu amigo. Es obvio que su familia no quiere esa intrusión en su dolor. Respeta eso. El amor que es verdadero no se puede dividir ni restar. Sabes la verdad de tu relación. Él ha comenzado otro viaje ahora, uno eterno, y tú vas a hacer lo mismo pero en un diferente modo. Creo que sabes la verdad y lo que sientes, pero tu mente consciente no puede aceptar eso, en este momento.

Llora por ti mismo, pero no por él. Ahora es libre de volar a la luz de la comprensión espiritual, y vendrá a ti en algún momento y, en el estado de sueño, te encontrarás de nuevo.

Puede que no lo recuerdes, pero lo harás. Recordarás su sonrisa cuando te despiertes y sientas una oleada de esperanza.

Dos semanas después de esa lectura, recibí una llamada telefónica de su madre. Estaba muy angustiada y se disculpó por no haberme contactado antes. Ella dijo que había perdido su teléfono celular con todos sus números de contacto y mi número había estado en esa lista de contactos. Fue solo por casualidad que había estado revisando algunas pertenencias personales de Bruno, que encontró mi número.

Le pregunté qué había pasado y ella me dijo que lo habían enfermado en el trabajo, que había estado trabajando en una tienda de muebles, y que lo tuvieron que llevar al hospital. Tenía una infección renal y debido a que no había estado tomando su medicamento para el SIDA, su sistema inmunológico estaba muy débil y la infección se extendió a su hígado, luego a sus pulmones y tuvo que ponerse un respirador. Ella dijo que no podía hablar y que tenía mucho dolor. Murió cinco días después de ser ingresado en el hospital. Afortunadamente, no murió solo. Su tía estaba junto a su cama cuando falleció.

Ella dijo que llegó demasiado tarde para verlo y que tuvo que verlo acostado en su ataúd en la funeraria. Ella me dijo que había sido incinerado y que sus cenizas ahora están con ella en su casa en Los Cabos y que puedo ir en cualquier momento que quiera presentar mis últimos respetos. Ella me agradeció por haber sido tan buena amiga y por todo lo que había hecho por él y dijo que nunca podría pagarme por lo que había hecho.

Sentí mucha pena por ella y también sentí un fracaso como amigo porque después de todo el tiempo y el esfuerzo que había tomado para ayudarlo a salvarle la vida cuando había estado tan enfermo en 2009.

Todavía no podía creer que esto estuviera sucediendo y Pensé que en cualquier momento me despertaría de esta pesadilla.

El sábado siguiente por la tarde fui al Orage, donde solíamos ir, y me despedí allí por última vez. Pedí una cerveza, salí a la terraza y me senté a la mesa en la que solíamos sentarnos. Fue extraño ya que esperaba que él llegara en cualquier momento. Levanté mi vaso y dije: "Aquí está Bruno, descansa en paz". Bebí mi cerveza y me fui y no he vuelto allí desde entonces.

Me hubiera gustado haber estado allí para él, pero no fue así. Me hubiera gustado haber tomado su mano en sus últimos momentos. Todavía me siento sentimental cuando pienso en los momentos que pasamos juntos, buenos y no tan buenos. Solo desearía haber podido estar con él al final, pero no podemos retroceder en el tiempo y la vida debe continuar.

Pensé que aún podría estar vivo hoy si hubiera estado en contacto conmigo. Le eché la culpa a su novia por su muerte porque ella no le permitió verme. Pero la culpa no puede recaer en nadie. Fue su elección si vivió o murió. Eligió no tomar su medicamento, así que pagó las consecuencias.

Fue un desperdicio de vida. Era joven, bien parecido y tenía todo para vivir. Su vanidad ayudó a provocar su desaparición, pero, sobre todo, la cocaína y su adicción a ella fueron otro factor. Había estado jugando a la ruleta rusa con su vida y lo había pagado. También perdió la vida por dos tabletas, la decisión entre la vida y la muerte, y que decidió no tomar.

Hay muchos caminos en la vida. Podemos estar en el lugar correcto en el momento correcto o podemos estar en el lugar incorrecto en el momento incorrecto.

Mi amistad con Bruno podría haber sido una de las dos. ¿Estaba en el lugar correcto en el momento correcto para haber experimentado esta relación, o estaba en el lugar equivocado en el momento equivocado?

¿Era este mi destino? ¿Es por eso que vine a México? ¿He pagado mi karma? Las preguntas siguen sin respuesta.

En lo que a mí respecta, él siempre será un amigo especial y siempre estará en mi corazón, independientemente de su adicción a drogas, e independientemente de lo que otras personas pensaran de él. Quién sabe, tal vez nos volveremos a ver en otro momento y en otro lugar.

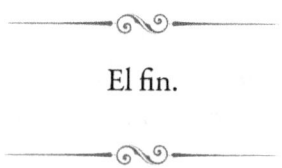

El fin.

DESDE QUE ESCRIBÍ ESTE libro, mi otro querido amigo, Juan, a quien se menciona en este libro, fue encontrado asesinado en 2014. Nadie ha sido acusado de su asesinato.